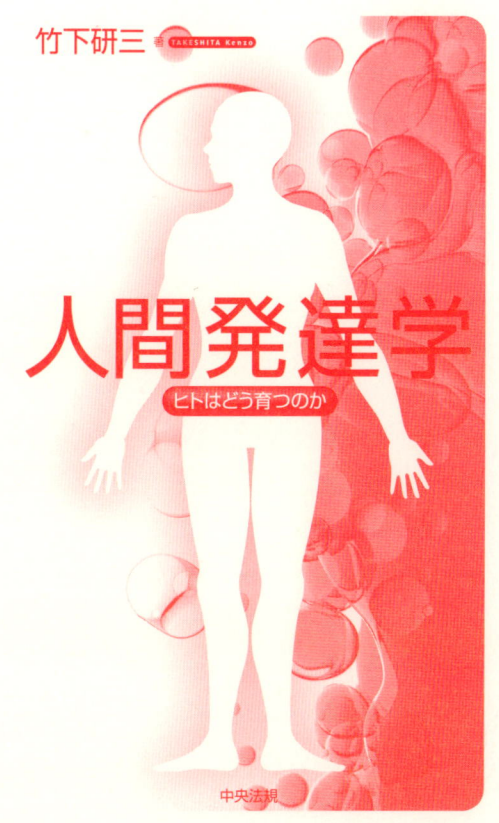

竹下研三 著
TAKESHITA Kenzo

人間発達学
ヒトはどう育つのか

中央法規

はじめに

　ヒトの育ちとは白いキャンバスに絵を描いていくようなものだといわれる。しかし、キャンバスはいつも真っ白ではない。シミで汚れているキャンバスもある。そのためにうまく絵を描けない人もいる。しかし、そのシミをうまく取り込んで絵を描く人もいる。また、そのシミを黒子のようにして他を浮き立たせ印象深い絵にする人もいる。描かれた絵には、明るい色だけを使って華やかに描く人がいるかと思うと、暗い色をバックに深みのある絵に仕上げる人もいる。人生はさまざまである。これまでに出会った多くの人々の生き方を思うとき、いろいろな人生の絵を思い浮かべてしまう。

　ヒトはどう育つのか。この本はこのようなことを考えながら小児科学、発達心理学、神経科学の立場から育ちに関わる人々のために解説を試みた。私の無力さから必ずしも意図どおりには書けなかったが、ヒトの育ちには、初めにいのちをもつ生物としての育ちがあり、次に、進化に宿命された素因と環境に影響された育ちがあり、最後に学習と努力によりこころをもつ人間としての育ちが続いていくと理解していただければ幸いである。

　本の構成は、いのちは地球という宇宙の中で生まれ、動物の進化という宿命の中にヒトも人生のスタートを切り、地球という環境と社会という文化に規定されて育っていくことを基本にして、胎児から老いに至るヒトの育ちを成長と発達という視点から述べてみた。

　第Ⅰ章は、生物学としての基礎的事項である。ややくどい内容になっている。読者は適当に第Ⅰ章をスキップして読んでいただき、用語の確認で立ち戻っていただいてもいいと考えている。

　第Ⅱ章は、小児科学からみた受胎から誕生までの経過である。胎児がお母さんのお腹の中でどう生きる準備を行い、人生のスタートを切るのかを述べた。

　第Ⅲ章は、小児科学と発達心理学からみた乳幼児期の育ちで、成長と発達

が両者一体となりこん然と育つ過程を述べた。現代の社会はあまりにこれを区分し過ぎている。

　第Ⅳ章は、発達を理解してもらうために神経科学からみた成長を述べた。神経系がどう変身して人間の発達を支えていくのか、そして、そこで機能する神経系の客観的な評価がどう行われているのかを述べた。

　第Ⅴ章は、発達心理学の立場から学童期の育ちを解説した。知能や認知の発達論、これを支える意識、注意、記憶、パーソナリティの基礎的知識にふれ、心理テストを概説した。

　第Ⅵ章は、発達心理学と児童精神医学の立場から思春期の発達を解説した。こころ、意欲、思考、創造性、道徳性、責任感の概念とその発達について述べた。前頭葉の発達であり、教育が目指すゴールでもある。

　第Ⅶ章は、生涯発達論を神経科学の立場から述べた。生きる知恵である。

　第Ⅷ章では、発達につまずいた子どもたちの問題について概説した。神経系だけのつまずきではなく、不登校やひきこもりなどこころのつまずきも含めた。

　第Ⅸ章では、育ちを支える社会機構についてふれた。グローバル化した社会での育ちには社会の関与が以前にも増して重要である。

　なお、私はこの本で使う心理学の用語を発達神経科学の進歩にあわせて解釈した。心理学の方々からは少し異なった見解になるかもしれないがご容赦願いたい。

　最後に、この本を出版するにあたってこれまで私をいろいろな面で支えていただいた恩師、多くの先輩、同僚、後輩、そして、私にことばに尽くせないほどの貴重な経験をさせていただいた多くの子どもたちとそのご家族にこころからの感謝を捧げたい。また、この本の出版に根気よく付き合っていただいた中央法規出版の坂弘康氏、堀越良子氏にこころからの感謝を捧げたい。

人間発達学Ⅱ 目次

はじめに

第Ⅰ章 育ちの概念と支える機構 ___007

1 | 育ちとは成長と発達である 008
2 | 生命の最小単位は細胞である 009
3 | ゲノムはDNAの連続したものであり、細胞分裂と受精を先導する 012
4 | ゲノムは生物特有の特徴を作る 014
5 | 生体はホメオスタシスによって生きる 017
6 | 発達を支える脳神経系 020
7 | 感覚器が脳を育てる 027

コラム 1 時計遺伝子(clock gene)が一生を支配する 014
　　　 2 突然変異(mutation)は生物を進化させたが、がんの原因ともなっている 016
　　　 3 ミトコンドリアの不思議 017

第Ⅱ章 胎生期から誕生へ 育ちへの準備と人生のスタート ___031

1 | 胎芽の意味 —エピジェネティクス 032
2 | 胎児はどこまでを準備して生まれるのか 034
3 | うぶ声 038
4 | 数値のもつ意味 039
5 | 新生児の評価 041
6 | 反射によって生きる人間 045

コラム 4 たばこ・アルコールはなぜ悪いのか 036
　　　 5 胎教(prenatal care)とは何か 037
　　　 6 大泉門はヒトだけがもっている 041

第III章　乳幼児期　将来の基礎をつくるとき ___049

1 | 乳幼児期の生理 —成長を支える条件　050
2 | 発達の原則と育つ環境の重要性　053
3 | 運動の発達 —発達は反射の充実を背景にする　057
4 | ことばとシンボル遊びの発達　061
5 | 社会化の発達 —しつけ　064
6 | 発達の評価 —ゲゼルの発達論　065
- コラム 7 | 母乳の利点と思いもかけないリスク　051
- 8 | オオカミに育てられたカマラとアヴェロンの野生児　056
- 9 | 遊びは脳を育てる　068

第IV章　神経系の成長と成熟 ___069

1 | 神経回路網の成長 —アポトーシスと可塑性　070
2 | 感覚から知覚・認知へ　074
3 | 大脳を育てる意識と注意　078
4 | 大脳を支える記憶　080
5 | 情動の成長 —適切なストレスの必要性　083
6 | 画像検査は何をみているのか　087
- コラム 10 | 内言と脳の処理過程　090
- 11 | 読み・書きはいつから教えるのか　091
- 12 | 脳波はどう利用されているのか　092

第V章　学童期　理を学ぶとき ___093

1 | 学童期の生理　094
2 | 言語発達と自己意識　096
3 | 知能とその発達論 —ビネーと因子分析論　098
4 | 認知とその発達論 —ピアジェとヴィゴツキーの考え　100
5 | パーソナリティ(人格)の成長　106

6｜心理テストは何をみているのか　108
- コラム 13　学習(learning)と習慣(habit)　113
- 14　睡眠と記憶　114
- 15　英語の学習はなぜ難しいのか　115

第Ⅵ章　思春期　自らを見つめるとき　117

1｜思春期の生理　118
2｜こころや人格の発達　119
3｜意欲と思考の発達　125
4｜創造性の発達　126
5｜道徳性と責任感の発達　127
- コラム 16　男と女の脳　130
- 17　性同一性障害　131
- 18　うつ病とひきこもり　132

第Ⅶ章　おとな　社会の中に生き、老いを知る　133

1｜成人・老人の生理　134
2｜成人期・老年期の発達 ―生涯発達論　136
3｜老化と脳の変化　137
4｜知性、感性、理性とは何か　139
5｜生きる知恵と終わりを知る知恵　139
- コラム 19　前頭葉は脳の指揮者である　141
- 20　こころを脳科学はどう説明するか　142
- 21　障害の受容　143

第Ⅷ章　発達につまずいた子どもたち　145

1｜染色体異常症と奇形症候群　146
2｜脳性麻痺とその関連疾患　150

3 | てんかん (epilepsy) 153

4 | 精神遅滞 (mental retardation ; MR) 155

5 | 広汎性発達障害 (pervasive developmental disorder ; PDD) 157
　―自閉性障害 (autistic disorder) とアスペルガー障害 (Asperger's disorder)

6 | 注意欠陥／多動性障害 (attention deficit/hyperactivity disorder ; ADHD) 161

7 | 学習障害 (learning disability ; LD) 164

8 | 特異的言語発達障害・コミュニケーション障害 165

9 | こころに傷を受けた子どもたち(1)―被虐待児 166

10 | こころに傷を受けた子どもたち(2)―不登校とひきこもり 167

11 | 反抗挑戦性障害 169

コラム 22 | ゲノム・インプリンティング 147
　　　 23 | 脆弱X症候群 149
　　　 24 | リハビリテーションとテクニカル・エイド 152

第Ⅸ章　育ちを支える社会機構　171

1 | 医療 171

2 | 保健 172

3 | 教育 173

4 | 福祉 175

5 | 地域社会 177

コラム 25 | 特別支援教育とは何か 174
　　　 26 | ピアカウンセリング (peer counseling) 177

おもな参考文献　179

事項索引　181

人名索引　185

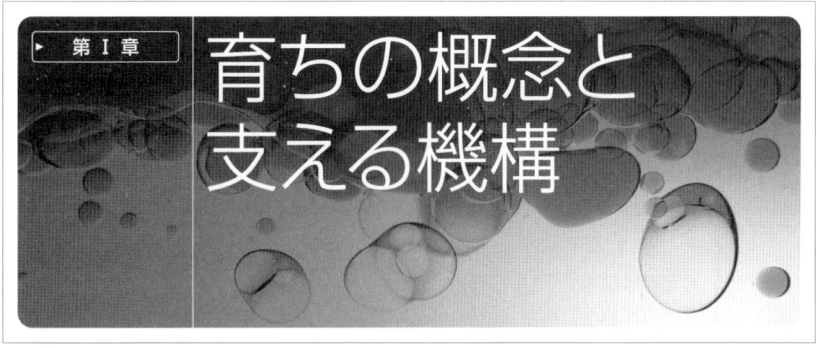

第Ⅰ章 育ちの概念と支える機構

要約 育ちとは抽象的なことばである。育ちは客観的には成長と発達の2面で観察される。

　成長とは、細胞分裂によって生物が量的に大きくなることである。具体的には体重の増加や身長の伸びとなる。また、発達とは、機能的な成長を指し、潜在している機能が時間とともにその姿を現してくることを意味する。発達とは成長の上になりたつ機能の開花である。生命が環境との関係の中で機能を開花させていく過程ともいえる。

　この章では生物としての育ちを生命の最小単位である細胞と遺伝学の理解、そして育ちを支える神経系と脳を育てる感覚器について解説する。

　地球上の生物は全て細胞を基本の単位としている。細胞はゲノム(genome)とよばれる生命の設計図をもつ核、細胞内で役目をもって働く細胞内小器官、外界との交渉を行う細胞膜からなる。

　生命のスタートとなる受精卵は細胞分裂を繰り返しながらある時から特有の機能をもつ細胞に変身し、肝臓や心臓などいろいろな機能をもつ器官の組織となる。そして、いろいろな器官が集合してイヌやヒトなどの個体として完成する。これらの変化はゲノムによって導かれる。

　細胞分裂には2つの分裂がある。ゲノムを均等に倍増させて1個の細胞を2個にする分裂と、生命を若返らせるためにゲノムの量を半減させ精子や卵子を作る分裂である。前者は体細胞分裂(有糸分裂)、後者は減数分裂(成熟分裂)といわれる。後者は精子と卵子となり、合体してもとのゲノム量に復する。ゲノムは対で存在する。ここに性格や体質の遺伝問題や遺伝病が存在する。

　成長も発達もその機能はホメオスタシス(恒常性)というシステムによって維持されていく。これをコントロールするシステムは神経系、内分泌系、免疫系の3つ

のシステムである。

　発達は神経系が中心になり、その中心である脳が末梢神経を介して全身と協調しいろいろな機能を広げていくことになる。なお、神経系がうまく機能するには、目、耳、鼻、舌、皮膚にある五感から外部の情報が正しく入力されることが重要である。

1　育ちとは成長と発達である

　ヒトは成長(growth)と発達(development)によって育つ。

　成長とは、受精卵が細胞分裂を繰り返し、いろいろな器官や臓器(以下、この本では器官とする)を作り、それらが集まって個体となり、身長と体重の増大によって大きくなっていくことをいう。

　発達とは、生命が環境との相互交渉を通してさまざまに機能や構造を分化・統合し、機能的により有能に、構造的により複雑な存在になっていくことをいう(ウェルナー；Werner, H. 1935)。発達ということばはかつて発生学の用

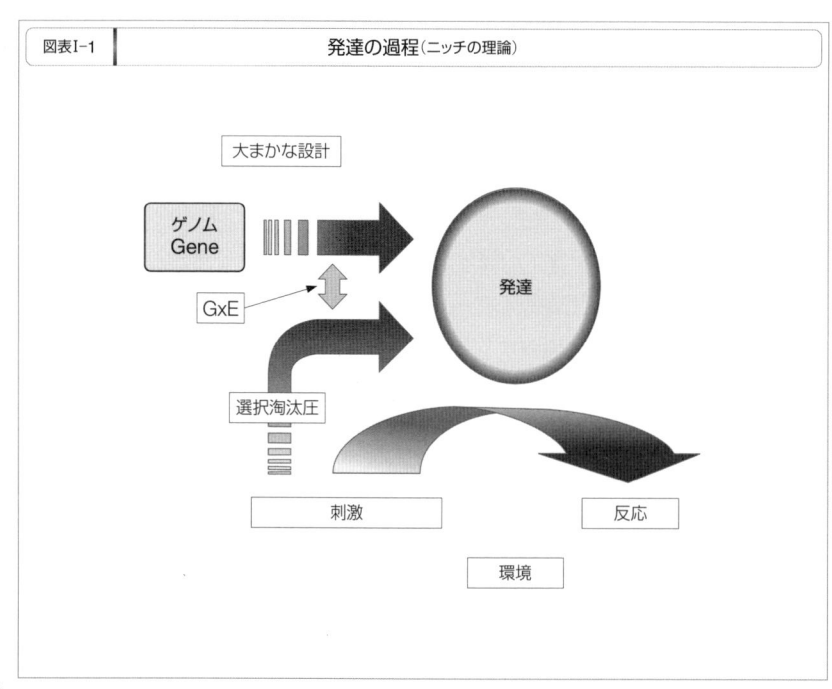

図表I-1　発達の過程(ニッチの理論)

語として使われてきた。受精卵が細胞分裂をしながら心臓や肝臓などの細胞に変身する、すなわち、機能が分化する過程を指す用語である。しかし、脳に依存するさまざまな機能や行動が生後にその姿を現してくることから、次第に心理学や小児科学などでも使用されるようになり学際的な意味をもつようになった。ここで使用する発達も同じ立場から使用する。

具体的にいえば、発達とは時の経過(年齢)を横軸とし、この上にいろいろな機能や行動が芽を出し、それが成熟あるいは学習し、機能を広げていく過程といえる。その過程には生物的・遺伝的な因子と環境的・文化的な因子が相互に作用しあっていくことになる[図表I-1]。この相互作用は結果としてGxEとなり個人差という現象を作る。

2 生命の最小単位は細胞である

動物も植物も生きているものは全て細胞(cell)を生命の基本単位とする。
細胞は大きく分けて3つの構造物からなる。生命の設計図であるゲノムを

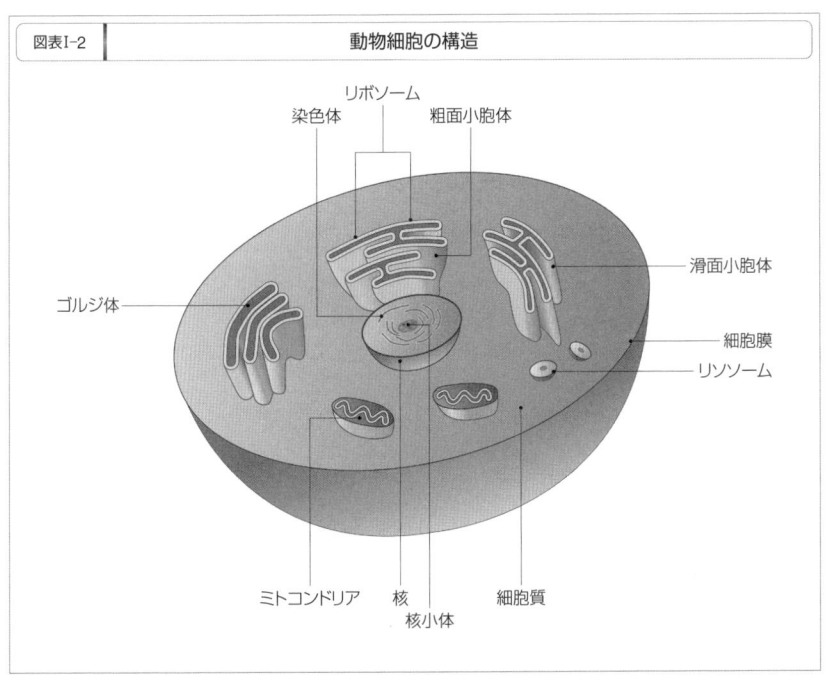

図表I-2　動物細胞の構造

納めている核、それぞれに機能をもって活躍する細胞内小器官、そして、細胞内部の保護と外界との交渉を行う細胞膜である[図表I-2]。

核にあるゲノムは、DNA（deoxyribonucleic acid；デオキシリボ核酸）の連続したものであり、生命の複製やタンパク質の合成などを行う。前者は増殖と種の保存、後者は細胞の機能維持と成長を目的とする。DNAが二重らせん構造からなることはワトソン（Watson, J. D.）とクリック（Crick, F. H. C.）によって1953年に解明された。20世紀後半の最大の科学業績である。ゲノムは、ヒトの場合30億ほどのDNAが連続したものである。生命の設計図といえる[図表I-3]。このヒトゲノムも2000年に全てが解読された。

DNAは塩基とよばれる4つの異なった記号をもっている。この4つの塩基の3つを組み合わせてDNAは1つの意味をもつものになる。すなわち、3個のDNAで1つのアミノ酸を指定できる。アミノ酸はつながれてタンパク質となる[図表I-4]。3個の組み合わせは64通りとなる。アミノ酸は20種類である。自然はどうしてこのようなうまい設計をしたのか不思議としか言いようがない。設計図によって作られた原材料的なタンパク質や脂質類は細胞内で修飾

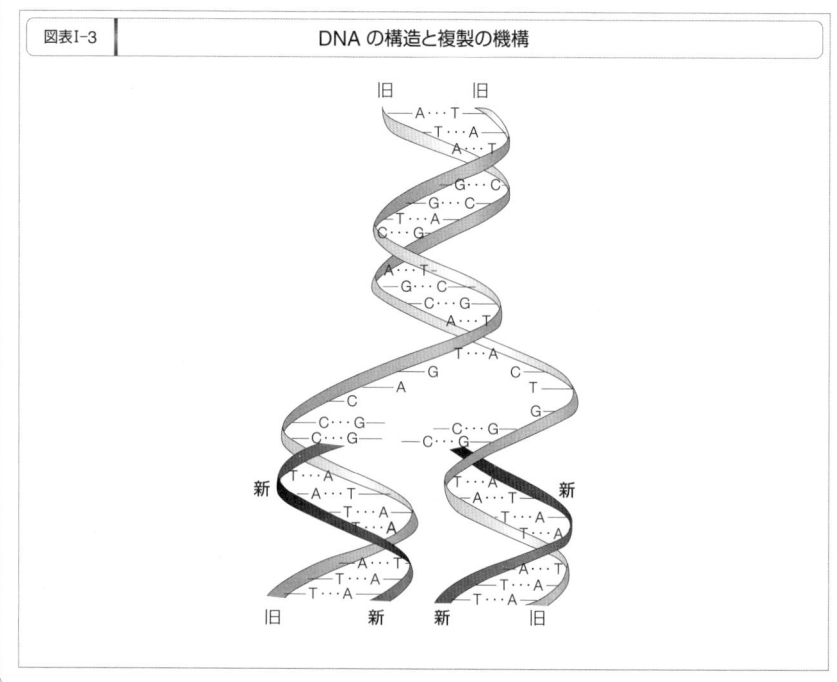

図表I-3　DNAの構造と複製の機構

| 図表I-4 | 塩基配列とタンパク質の関係 |

ATG → メチオニン
TTA → ロイシン
CCG → プロリン
GTT → バリン
AGC → セリン
CCA → プロリン

ゲノム → タンパク質

を受けながら細胞や器官が必要とする素材や、必要な物質を作る酵素などとなる。

核をのぞいた細胞内には、細胞内小器官とよばれる小さな器官があり、それぞれが細胞の機能を分担する。エネルギー生産をうけもつミトコンドリア（mitochondria）、タンパク質や脂質の合成を行うリボソーム（ribosome）や小胞体、不要となった物質の消化・排泄を行うリソソーム（lysosome）などである。細胞内工場ともいわれる。

動物の細胞表面には、リンを含む油(リン脂質とよばれる)の層が二重になって細胞膜を作っている。この膜の間からタンパク質や糖で作られたアンテナが突出して細胞は外界の情報を感知し、捕食し、排泄し、いろいろな反応を行う[図表I-5]。膜から突出している糖タンパクは、細胞の感覚器である。

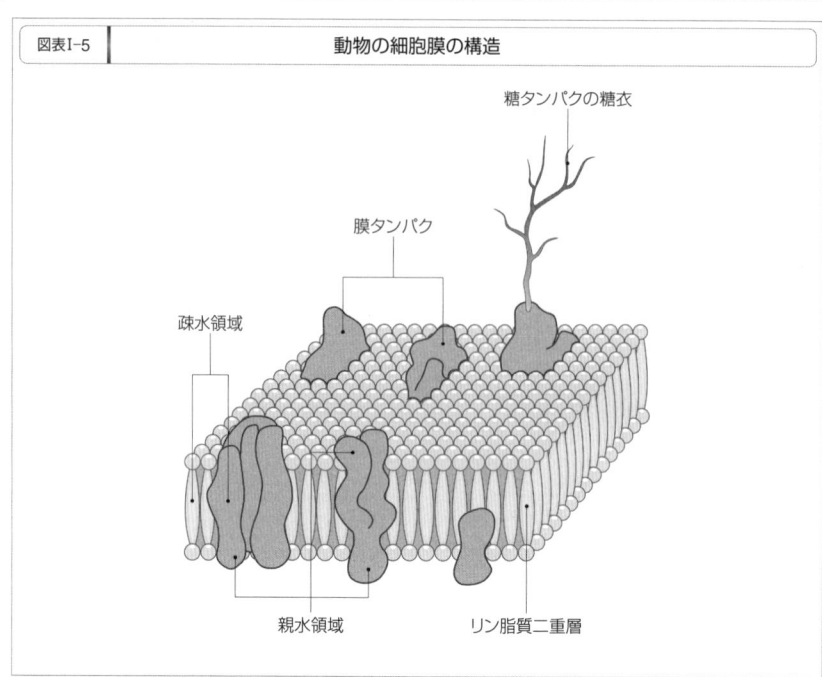

図表I-5　動物の細胞膜の構造

3 ゲノムはDNAの連続したものであり、細胞分裂と受精を先導する

　ゲノムは30億もあるDNAを倍増させ、均等に2つに分け、細胞を2個にする。均等に二分させるため細胞は分裂直前に染色体とよばれる集合体にDNAを集める。ヒトの染色体は23対、46本からなっており顕微鏡下で確認することができる。23対、46本の染色体は常染色体と性染色体からなる。常染色体は22対、44本で、性染色体は残りの1対である。性染色体は2種類あり性を決定する。男性はY染色体1本とX染色体1本をもち、女性はX染色体を2本(対)もつ[図表I-6]。なお、染色体1本の短い方は短腕(p)、長い方は長腕(q)とよばれる。

　細胞分裂には細胞を増やす目的での体細胞分裂(有糸分裂)[図表I-7]と、新しい生命を作るための精子や卵子を作る減数分裂(成熟分裂)がある。

　体細胞分裂は、分裂前にゲノムを倍増させて分裂するため1個の細胞のゲノム量に過不足は生じない。

　減数分裂では、倍増したゲノムを2回分裂させるためゲノム量は半減して

| 図表I-6 | ヒトの染色体 |

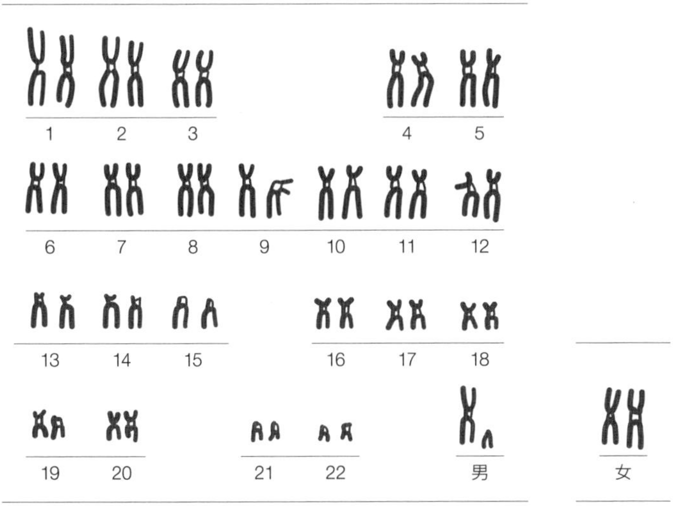

ヒトの染色体の核型（1〜22番の常染色体、および男性・女性の性染色体）

| 図表I-7 | 体細胞分裂 |

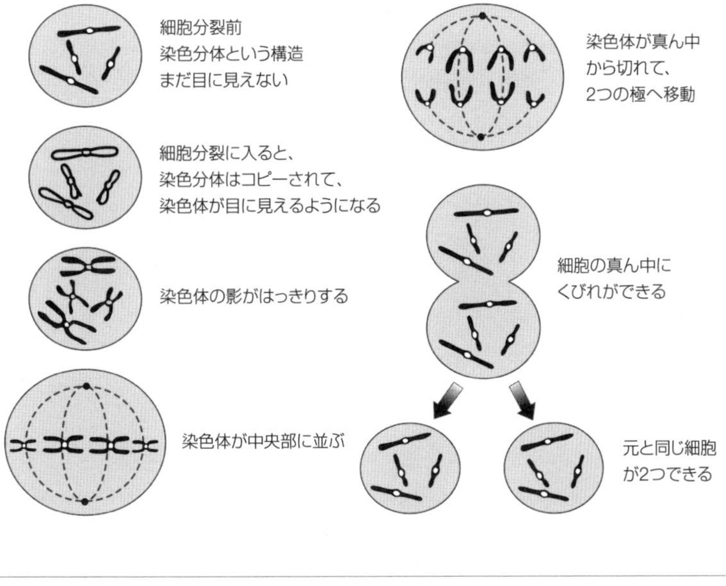

- 細胞分裂前 染色分体という構造 まだ目に見えない
- 細胞分裂に入ると、染色分体はコピーされて、染色体が目に見えるようになる
- 染色体の影がはっきりする
- 染色体が中央部に並ぶ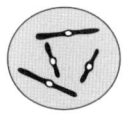
- 染色体が真ん中から切れて、2つの極へ移動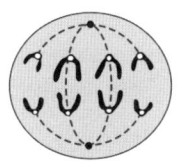
- 細胞の真ん中にくびれができる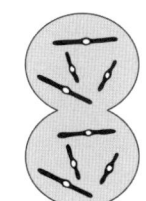
- 元と同じ細胞が2つできる

いる。2回の分裂で精子と卵子ができる。精子はY染色体かX染色体をもち、卵子はつねにX染色体をもつ。精子・卵子は配偶子とよばれ、厳格にはヒト細胞ではないが倫理的な意味をもつ。父親からの精子と母親からの卵子は合体し受精卵となりゲノム量をもとにもどす。Y染色体をもつ精子が卵子と合体すれば男、X染色体をもつ精子が卵子と合体すれば女となる。

なお、細胞分裂に要する時間は生物により異なる。ヒトの細胞分裂には約22時間ほどの時間を要する。細菌は20分ほどで2個の細胞になる。全ての生命は時間の宿命を背負って生きている[コラム1]。

4 ゲノムは生物特有の特徴を作る

ゲノムは前述したように生命の設計図である。設計図によって表現されるものは形質とよばれる。血液型であったり性格を作る形質であったり、場合によっては病気の形質であったりする。常染色体が対で存在することは形質を作る遺伝因子が対になっていることを示す。父親から1つ、母親から1つの

コラム1　　時計遺伝子（clock gene）が一生を支配する

地球は自転により昼と夜を作る。昼の太陽はエネルギーをくれる恵みであるが太陽光線の中の紫外線やオゾンは生命を死に追いやる毒でもある。全ての生命はこの自然の動きに調子を合わせ、恵みを利用し、毒を避けて生きぬいてきた。ここにサーカディアンリズム（circadian rhythm；概日リズム）が生命の根底に生まれた。なぜヒトは38週で生まれるのか、なぜ12～13歳で生殖が可能になるのか、なぜ80歳で死に至るのか、なぜ病気があるのか。これらの背後にはつねにこの"時"が関係する。心拍の速さと生命の長さは相関し、ゆっくり動く動物は長生きをする。この地球の"時"に依存している遺伝子が時計遺伝子とよばれる。植物も動物も生命は全てこの遺伝子に支配されている。

生物の進化はこの時計遺伝子にいろいろな機能を付加してきた歴史ともいえる。鳥は昼に活動し夜は活動しない。しかし、ネズミやオオカミは夜に活動ができる。哺乳類がこの遺伝子を夜にも利用することに成功した。さらにヒトは光を人工的に作ることにより哺乳類の頂点に立った。

視交叉の上にある視交叉上核とよばれるニューロン群が昼夜を感知するセンサーとされる。ここでニューロンは夜を感知し、夜という情報を松果体に送り、全身の細胞を睡眠へと導き、ホメオスタシスを維持し生命を守る。

遺伝因子が送り込まれている。対の遺伝因子はどちらか一方が機能的に優位または劣位になっている。父親似とか母親似といわれる形質は、前者の場合は父親の遺伝因子が優位となっており、後者では母親の遺伝因子が優位になっていることをいう。

140年ほど前、修道士であったメンデル(Mendel, G. J. 1866)は丸いエンドウ豆としわのあるエンドウ豆の交配実験からこの理論を明らかにした［図表I-8］。この理論は20世紀の遺伝学を支配した。これによって優性遺伝病や劣性遺伝病のメカニズムが説明できることになった。

優性遺伝病は、5,000を超えるほど多くの異常形質が報告されている。多くは軽症で短指症のような骨格に関係する形質である。しかし、重症の遺伝病では子孫を残すことが難しい。重症の優性遺伝病はその病気に関係する遺伝子の突然の変化によって発症している。これを突然変異(mutation)という。

劣性遺伝病は、その遺伝子が対にならないと病気として発症しない。しかし、X染色体を対でもっていない男性にはX染色体にある劣性遺伝病が現れてくる。血友病やデュシャンヌ型筋ジストロフィーなどである。この場合、

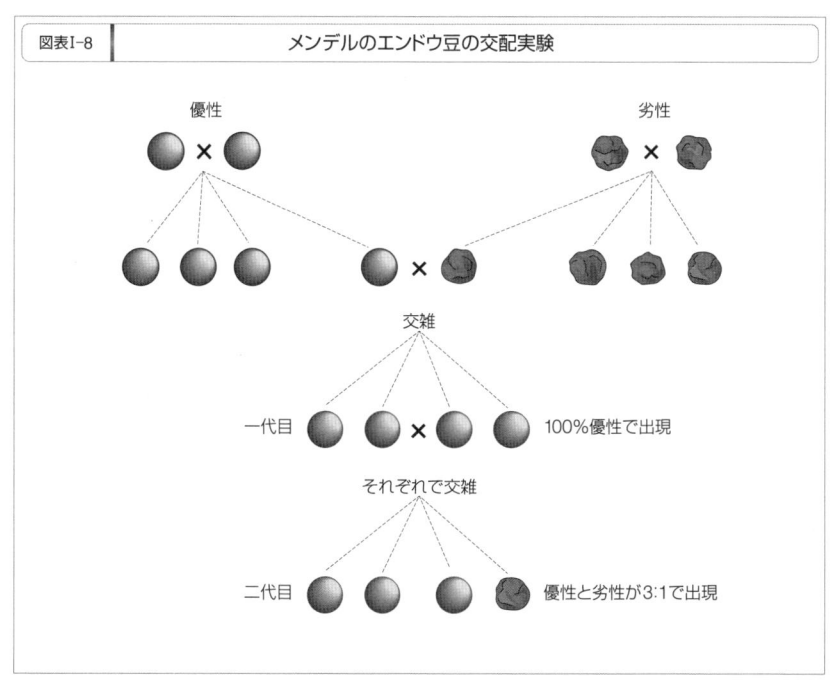

図表I-8　メンデルのエンドウ豆の交配実験

母親はもう一方のX染色体に優位の遺伝因子をもつため病気が現れにくい。この場合は病的遺伝子の保因者となる。常染色体での劣性遺伝病が発症するためには、対の遺伝子がともに病的遺伝子でなければならない。近親結婚の場合に発病するリスクは高くなる。近親結婚が激減した今の我が国では、このタイプの発病者は以前に比べて少なくなった。しかし、偶然に劣性遺伝病の保因者が結婚することは起きる。今日でも常染色体性劣性遺伝病であるフェニールケトン尿症は7万人に1人の割合で出生している。劣性遺伝病の種類は3,000を超えるため、全ての人間は劣性の遺伝因子を数個もっていることになる。

DNAは2本の遺伝子がらせん状に連なって続いている。このため紫外線や放射線などで一本のDNAが破壊されても対になっている片方から修復される。しかし、強い攻撃での破壊や老化によるゲノムの脆弱化が進むと両方が破壊され病的な機能をもってしまうことがある。突然変異による奇形やがんの発生である[コラム2]。

なお、細胞内小器官の1つであるミトコンドリアは自らのミトコンドリアに16,000 bp（bpとはDNAの一組を示す）ほどのわずかなDNAをもっている。こ

> **コラム2** 突然変異(mutation)は生物を進化させたが、がんの原因ともなっている
>
> 生物は地球の厳しい環境をのりきるために自らのゲノムを突然変異によって適応させてきた。生物の進化である。抗生剤が効かなくなる耐性菌の出現も細菌がもつDNAの突然変異による環境への適合である。生物の環境への適合はダーウィンによって明らかにされた。ダーウィンの自然淘汰（選択）説である。この現象はヒトにおいても確認されている。マラリア発生地帯にみられる鎌状赤血球症やサラセミアなどである。これらの遺伝子はホモ接合体になると出血しやすく死に至る病気となるが、ヘテロ接合体ではマラリア感染に耐性力をもつことになる。
>
> 一方、がんが発生するメカニズムもDNAの突然変異である。動物はがん発生を抑制する遺伝子をもっているが、がんのスタートはこのがん抑制遺伝子の欠失から始まる。このがん抑制遺伝子が先天的に欠落している疾患がある。乳児の瞳孔が白く見える網膜芽細胞腫、大腸にポリープが多発する家族性多発性ポリポーシス、映画エレファントマンで有名な神経線維腫症などである。いずれもがんが発生しやすい。しかし、このがん抑制遺伝子がヒトの進化とどう関係しているのかは不明である。

のDNAが起こす病気はメンデルの遺伝理論では説明がつかない[コラム3]。

遺伝的な情報は家系図を作ることが理解の役に立つ[図表I-9]。男は□、女は○、不明は◇、婚姻している場合は横線でつなぐ、離婚した場合はその横線に斜めの//線を入れる、近親婚は＝線、同胞は出生順に左から書く、流産は△で縦線を短くする。

5 生体はホメオスタシスによって生きる

生体は、ホメオスタシス(homeostasis；恒常性)という機構によって自らをベストの状態に安定させている。具体的には、体温、血圧、体内水分量、酸・塩基平衡、浸透圧などである[図表I-10]。

ヒトの場合、体温は36〜37℃、水分の保有率は60％、酸・塩基平衡は弱アルカリ性(7.35~7.45)、浸透圧は0.9％の塩分濃度(280~300 mOsm／kgH$_2$O)である。

コラム3　　　　　　　　　　ミトコンドリアの不思議

　地球に生命が生まれる過程は、原子や分子が地球の自然現象によって糖やタンパク質などの高分子となり、それらが集合して不完全な細胞になったことから始まったといわれる。この不完全な細胞たちは長い年月を経てより完成された細胞に統合され、今日の細胞の基本ができた。細胞内小器官はこの完成した細胞に取り込まれていった不完全な細胞の生き残りといわれている。彼らは統合された時、自らは機能のみを残し、遺伝子は核に預けてしまった。しかし、なぜかミトコンドリアだけはわずか0.0006％のDNA量であるが自らのDNAを残してしまった。

　ミトコンドリアは卵子や精子にも存在する。しかし、精子のミトコンドリアは尾部にあるため受精の時に切りはなされ、精子のミトコンドリアDNAは次の世代に受けつがれていかない。卵子にあるミトコンドリアDNAだけが子孫に伝わるのである。ここにメンデル遺伝学では不明とされていた遺伝病の説明がつくことになった。母系(性)遺伝病(maternal inheritance)とよばれる。ミトコンドリアはエネルギー供給をうけもつためエネルギーに強く依存している筋肉や神経系の病気が関係してくる。ミトコンドリア脳(筋)症(mitochondrial myopathy, encephalopathy, lactic acidosis, and stroke-like episode；MELAS)やレーバー(Leber's hereditary optic neuropathy；LHON)遺伝性視神経症などが有名である。なお、このミトコンドリア遺伝子を利用することで、アフリカで生まれた我々の祖先がどのようなルートを経て日本人となったのかが明らかとなった。

図表I-9	家系図

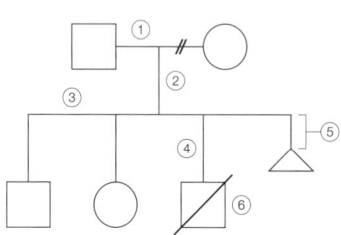

① 婚姻線
　可能な限り夫は左、妻は右
　近親結婚の場合は婚姻線を＝で結ぶ
　離婚した場合は婚姻線に∥をつける
② 親子線
③ 同胞線
　（左より出生順）
④ 個人線
⑤ 流産線
　（自然であれ人工であれ短線で）
⑥ 死亡者は／をつける

図表I-10	ホメオスタシスとは

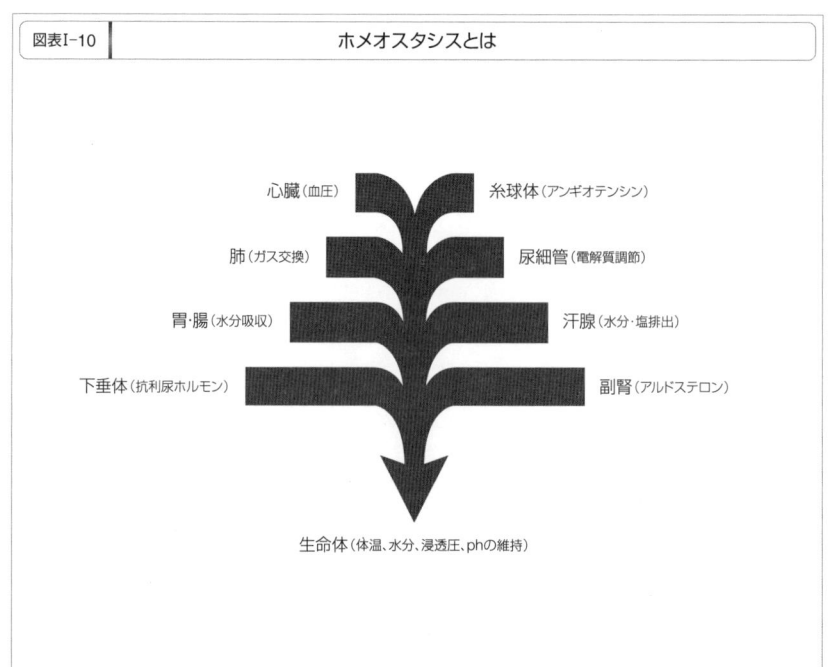

ホメオスタシスの維持には多くの器官が関与し血圧、心拍、呼吸なども一定に保つ。これをコントロールしているのは自律神経系と内分泌系である。

自律神経系は神経系の1つであり、交感神経と副交感神経からなる。ともに体内状況を感知し、意思とは関係なく外界の変化に対応している。交感神経は身体を興奮や緊張の状態に、副交感神経は安静と回復の状態にする。これらの反応は後述するシナプス(synapse；ニューロン間結合部)という神経細胞の情報伝達の窓口でノルエピネフリン(norepinephrine)(ノルアドレナリンともいう)やアセチルコリン(acetylcholine)などの化学伝達物質(神経伝達物質ともいう)を介して行われる。

内分泌系は、図表I-11のごとく下垂体、松果体、甲状腺、副甲状腺、副腎皮質、膵臓のランゲルハンス島(islets of Langerhans；膵島)、精巣、卵巣などからなる。内分泌腺はホルモン(hormone)とよばれる物質を分泌して細胞の機能を維持する。自律神経系が急速な反応を行うのに対して、内分泌系はゆっくりとした反応でホメオスタシスを維持する。

自律神経系も内分泌系も、全身の情報は視床とよばれる脳の一部(間脳)で

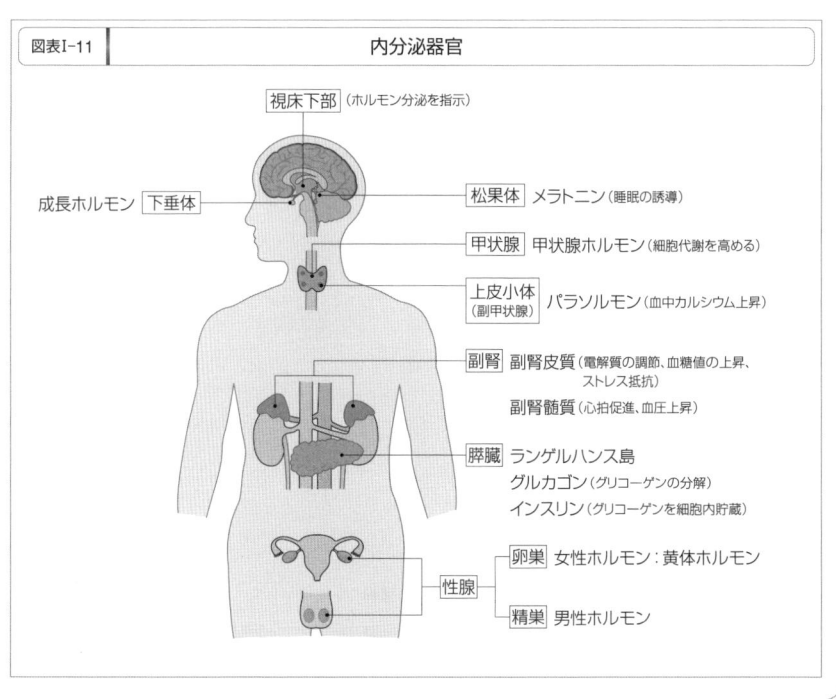

図表I-11　内分泌器官

- 視床下部 (ホルモン分泌を指示)
- 成長ホルモン — 下垂体
- 松果体　メラトニン(睡眠の誘導)
- 甲状腺　甲状腺ホルモン(細胞代謝を高める)
- 上皮小体(副甲状腺)　パラソルモン(血中カルシウム上昇)
- 副腎　副腎皮質(電解質の調節、血糖値の上昇、ストレス抵抗)
- 　　　副腎髄質(心拍促進、血圧上昇)
- 膵臓　ランゲルハンス島
  - グルカゴン(グリコーゲンの分解)
  - インスリン(グリコーゲンを細胞内貯蔵)
- 性腺　卵巣　女性ホルモン：黄体ホルモン
- 　　　精巣　男性ホルモン

感知され、自律神経系は視床下部から、内分泌系は視床下部→下垂体の流れで身体をコントロールする。なお、これらのシステムは後述するストレスとの関係が深い。強いストレスではこれに免疫系が関わってくる。

6 発達を支える脳神経系

動物が植物と大きく異なるのは動物が移動できることである。その機能の中心にあるのが神経系である。神経系は中枢神経、末梢神経、自律神経からなる。

以下に神経系の構造と機能を概説する。構造ではマクロのレベルとミクロのレベルでの理解がともに重要である。発達は神経系の機能の成熟として理解していく必要がある。

6.1 中枢神経系

中枢神経は、大脳、脳幹（間脳、中脳・橋・延髄）、小脳、脊髄の4部からなる

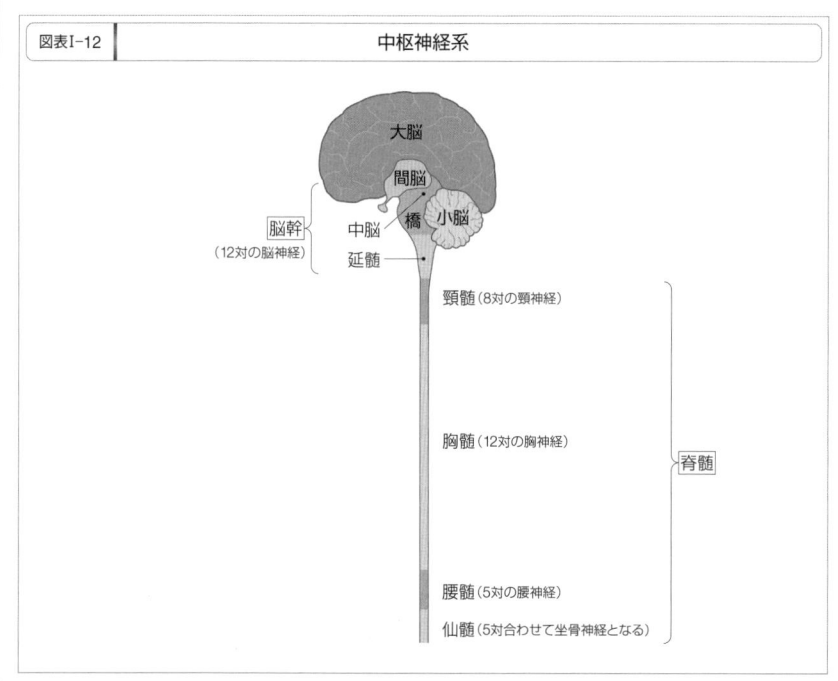

図表I-12　中枢神経系

[図表I-12]。

　大脳は、表面が皮質とよばれ神経細胞の集団からなり、前頭葉、頭頂葉、側頭葉、後頭葉に分けられる。ヒトでは前頭葉がもっとも大きく大脳の40％を占める[図表I-13]。皮質はしわを作って広い面積をコンパクトにまとめている。しわは脳溝とよばれる。ブロードマン（Broadmann, K. 1909）は大脳皮質を脳溝に沿って47の領域に分け番号をつけた。今日でもこの領域番号は利用されている。大脳皮質は五感からの情報を受ける一次感覚野と、その情報を記憶・理解につなげ反応を作る連合野、反応を組み立て送り出す一次運動野とそれを調節する連合野からなる。連合野は新皮質ともよばれる。連合野は進化した動物ほど大きい。ヒトの連合野が最大である。なお、ヒトだけがもつ連合野は新々皮質ともよばれる。

　脳はわずか1,500ｇほどの重さで体重の2~3％しかないが、心臓から送り出される全血液量の20％は脳に送られている。脳はエネルギーを最大に消費する器官である。しかし、脳は血液から送られてくる物質の全てを受けているのではなく、血液脳関門とよばれる特殊なバリアーを作り、ブドウ糖やアミ

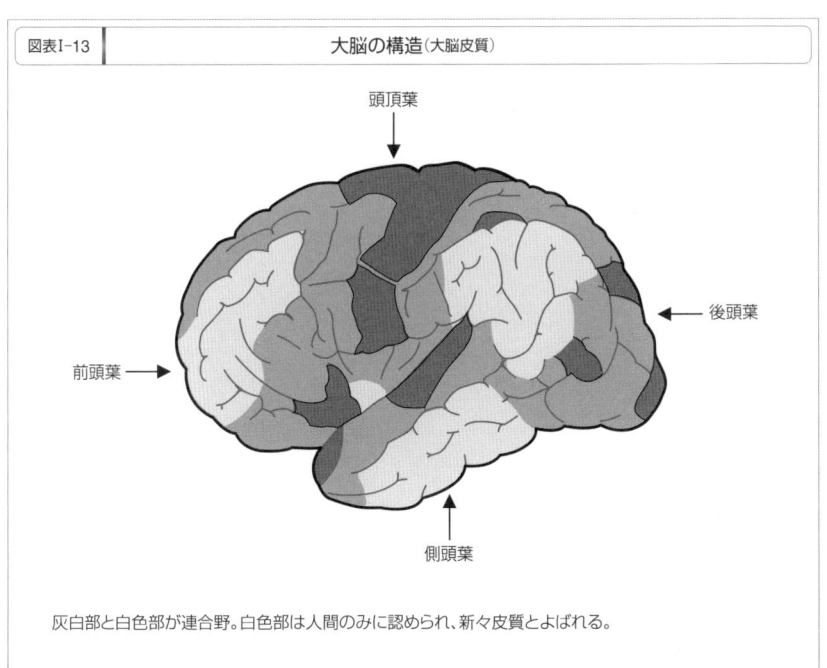

図表I-13　　大脳の構造（大脳皮質）

灰白部と白色部が連合野。白色部は人間のみに認められ、新々皮質とよばれる。

ノ酸などごく一部の物質しか通さない。脳は外敵から厳重に守られている。

　大脳の割面を見ると、表層は神経細胞が集まっており、灰色に見え皮質や灰白質とよばれる。内部は情報を伝える神経線維からなり、白色をしており髄質や白質とよばれる。なお、深部中央には基底核とよばれる神経細胞の集団があり運動の調節や一部の記憶を行っている[図表I-14]。

　また、大脳は左右の半球に分かれており、両半球は脳梁という神経線維でむすばれている。左右の脳は異なった性質をもつが、脳梁により情報は瞬時に相互交換されて協調的活動が営まれている[図表I-13]。

　大脳を前後に縦割りして内面を見ると、中央に間脳が見える。間脳は脳幹の最上部にあり大部分は視床である。視床は身体からの全ての情報を集め、それを適切に脳に配分している。情報の配分センターである。なお、間脳を脳幹に含めず、大脳の一部とする考えもある。

　間脳周囲の大脳皮質は発生的に旧い皮質であり、旧皮質とよばれる。旧皮質は大脳辺縁系ともよばれ、快や不快、怒りや恐怖、記憶や性欲など情動や本能のセンターとなっている。海馬、扁桃核、帯状回などとよばれる旧い神

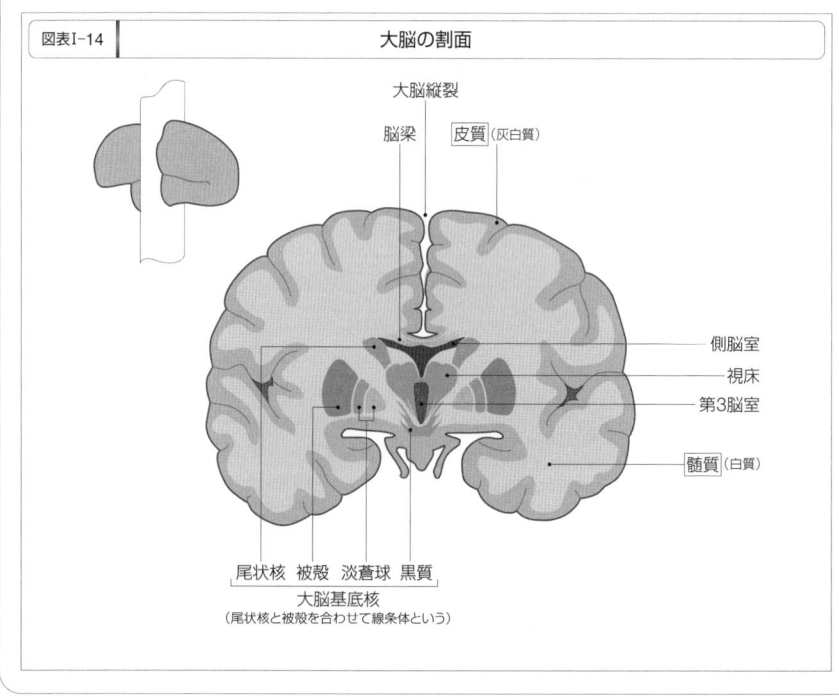

図表I-14　大脳の割面

経細胞の集団がある[図表I-15]。この部位はイヌやネコなどの動物にも大きく確認でき、本能や情動の研究がこれらの動物で行われている。

　間脳を除く脳幹は上から順に中脳、橋、延髄となる。ここは生命維持のセンターである。意識、呼吸、心拍など生きる機能を統括する[図表I-12]。意識の機構は脳幹網様体賦活系とよばれ、覚醒と睡眠がコントロールされる。この部位が障害されると意識が低下する。傾眠や昏睡とよばれるが、その程度は我が国では3—3—9方式(japan coma scale; JCS, 太田富雄, 1975)が、欧米ではグラスゴー方式(Glasgow coma scale; GCS, 1974)が広く使われている。数値の高い方が重度である。なお、脳死とはこの脳幹の機能が死亡したことを意味する。植物状態とはまだ呼吸や心拍、自律神経系などの機能が維持されている場合をいう。意識には質的な障害もある。これは第Ⅴ章でふれる。

　小脳は、運動や姿勢のコントロール・センターである。大脳で学習された運動は小脳に保存され、効率的に利用される。

　脊髄は、脳と末梢をむすぶ連絡路である。大脳の中枢神経が次に述べる末梢神経とバトンタッチをする部位は脊髄の前角部にある。ここで末梢神経は

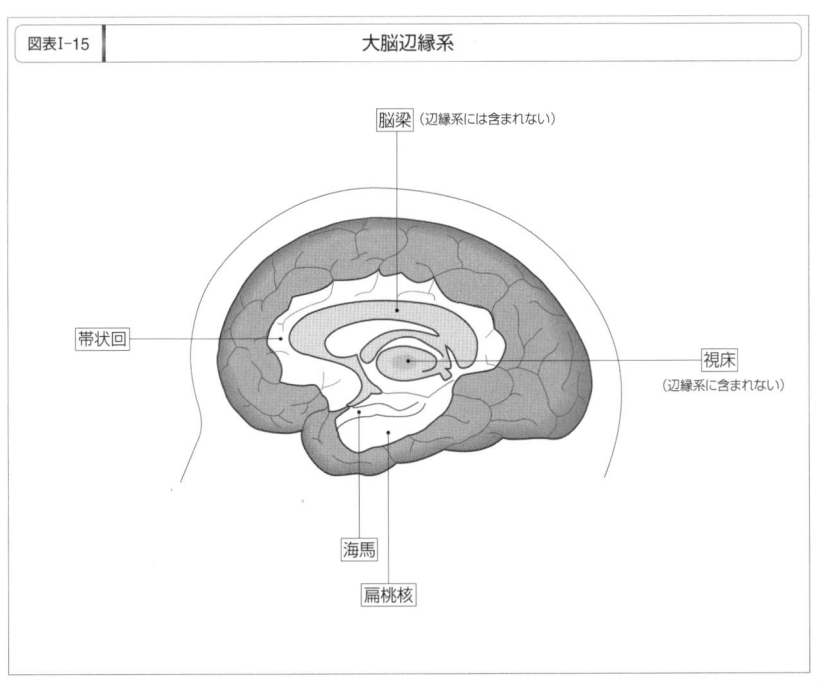

図表I-15　大脳辺縁系

脳梁（辺縁系には含まれない）
帯状回
視床（辺縁系に含まれない）
海馬
扁桃核

脳からの指令を受け、末梢神経系が始まる。

6.2 末梢神経

末梢神経は感覚器や皮膚・筋肉などからの情報を中枢に伝え、かつ、中枢からの指令を末梢の筋肉系に伝える。脳幹からは左右12対の末梢神経が、脊髄からは左右31対の末梢神経が網の目のように全身に分布している。前者は脳神経系とよばれ、視覚・聴覚・味覚・嗅覚などの感覚器と脳をむすぶ。後者は脊髄神経とよばれ、四肢・躯幹からの感覚情報を脳に伝え、また中枢からの指令を末梢の筋肉に伝える。

脳に向かう末梢神経は感覚神経(上行性あるいは求心性神経ともよばれる)、中枢神経から末梢に向かう末梢神経は運動神経(下降性あるいは遠心性神経ともよばれる)とよばれる。

6.3 自律神経系

自律神経の中枢は、視床の下にある視床下部と延髄にある。視床下部は内

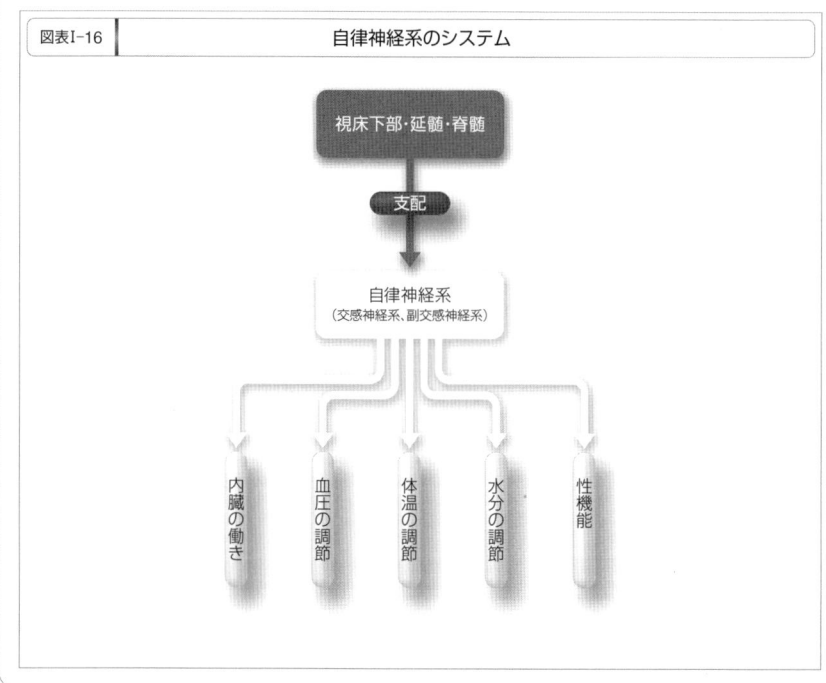

図表I-16　自律神経系のシステム

分泌系の機能を、延髄は呼吸、血圧、心拍などの機能を統括する[図表I-16]。ホメオスタシスの項で述べたとおり自律神経には機能的に交感神経と副交感神経という相反する機能がある。

6.4 ニューロンとシナプス

神経細胞は神経細胞体から長い軸索という一本の大きな枝と樹状突起という多数の小枝を出している。その特異な構造と機能からニューロン(neuron；神経細胞)とよばれる。大脳皮質のニューロンの数は10億を越す。

ニューロンは全身の器官や脳内のニューロン同士で回路を作り相互に情報交換を行っている。軸索での情報伝達の速度は40〜50ミリ秒であり、足裏の情報が一瞬にして脳で感知される。このスピードはタンパク質と脂質からなる髄鞘(ミエリン)が絶縁体として短冊型に軸索を取り囲み、ところどころに軸索を露出させて、膜電位のイオン変化を跳躍させていくことで可能にしている[図表I-17]。

軸索や樹状突起の先端部はシナプスとよばれ、情報の伝達を行う。シナプ

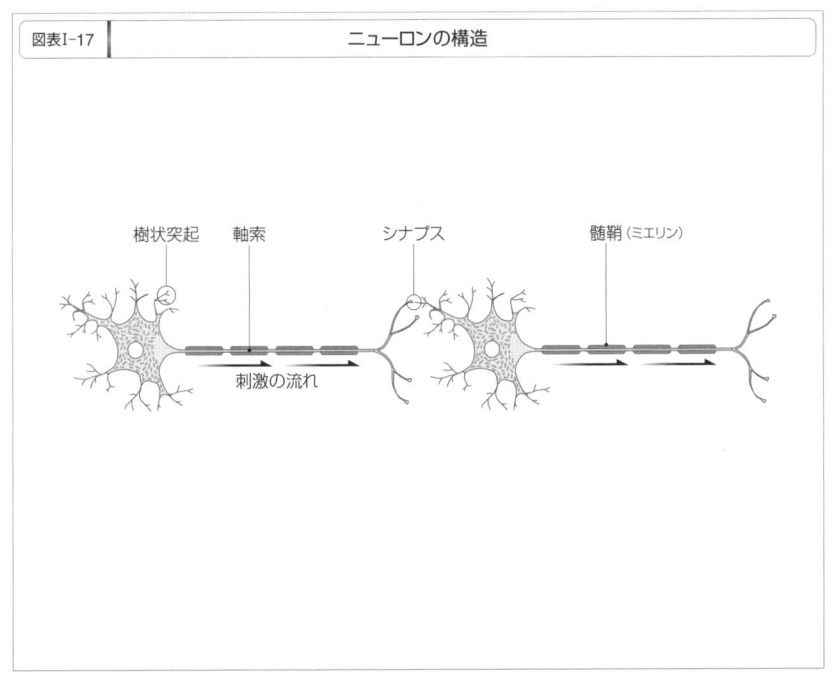

図表I-17　ニューロンの構造

スの間隔は10～100 nmほどの狭さで、ここでニューロンは100種類を超える化学伝達物質を使って受け手のニューロンにさまざまな情報を送っている[図表I-18]。この情報を受けとる側は受容体（receptor；レセプター）とよばれ、送り手からの化学伝達物質により情報をさらに興奮させたり、抑制させたりすることになる。この機能が機能不全となった場合にさまざまな病気が生じてくる。重症筋無力症、統合失調症、うつ病などである。なお、1個のニューロンは5,000から1万に及ぶシナプスをもつといわれている。

6.5 神経系を支える機構：髄膜、脳脊髄液、グリア細胞

脳・脊髄は3層の膜で包まれている。外から硬膜、くも膜、軟膜とよばれる。くも膜の下には脳脊髄液とよばれる無色透明の液があり、脳と脊髄を浮かべている。脳脊髄液はわずかに糖やタンパクを含み血液の1/5ほどのスピードでゆっくりと循環している。

中枢神経系にはニューロンの活動を支えている細胞がある。グリア細胞とよばれる。アストロサイト（astrocyte；星状膠細胞）、オリゴデンドロサイト（oli-

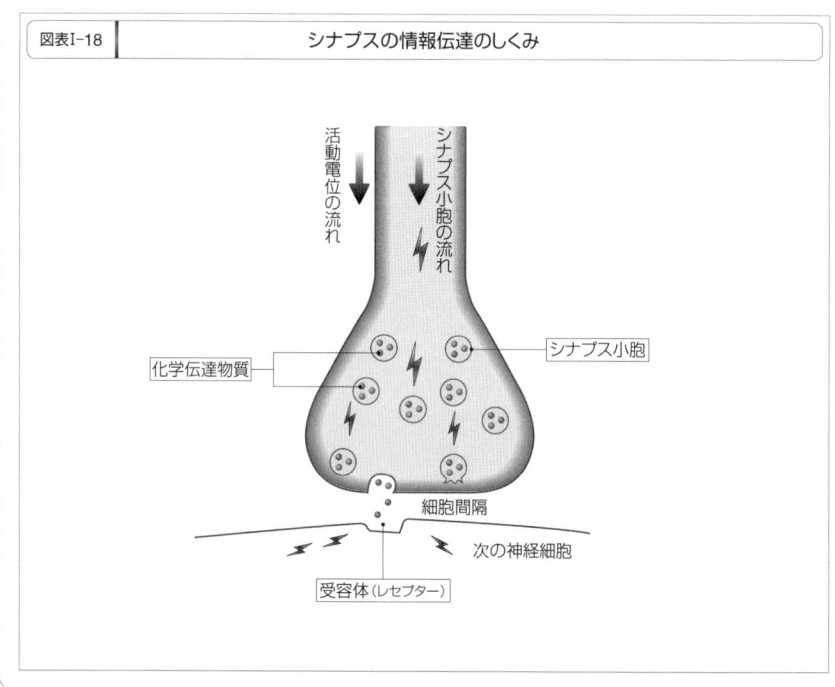

図表I-18　シナプスの情報伝達のしくみ

godendrocyte；希突起膠細胞)などとよばれ、ニューロンの修復、髄鞘形成、栄養補給、代謝の仲介などを担当している。ニューロンと合わせると脳には40億ほどの細胞があるといわれている。なお、グリア細胞は増殖することができるため脳腫瘍が発生する。

7 感覚器が脳を育てる

　神経系がうまく生きていくには外界からの刺激を正しく感知しすばやく反応する感覚器の存在が必須条件である。ヒトには、視覚、聴覚、味覚、嗅覚、体性感覚という五感がある。それぞれの感覚器は外部からの刺激で感覚細胞を興奮させる。その興奮はニューロンの活動電位として脳に伝えられていく。

　なお、感覚受容器の感知力は刺激の強度によってきまるが、繰り返されることで感じ方が弱まる順応という特性をもっている。また、心理学や精神医学では内部臓器からの漠然とした体内感覚を体感(cenesthesia)ともよんでいる。

7.1 眼（視覚）[図表Ⅰ-19、図表Ⅰ-20]

　光の信号は角膜、水晶体を通り網膜に映る。角膜は内部の保護、水晶体は焦点調節(レンズ)、網膜は光のキャッチをする。瞳孔はカメラの絞りと同じであり、縮瞳や散瞳により光量を調節する。

　光を感受した網膜細胞の興奮は視神経(第2脳神経)を経由し視床に送られる。そこにある外側膝状核(体)は光の交通管制の機能をもち、色や形、深みなどに信号を分け、後頭葉の一次視覚野に情報を送る。また、視床下部の視交叉というところで左右からの視神経はそれぞれ二分され、右方向から入る光は左脳へ、左方向から入る光は右脳へ送られる。

　網膜中心窩の網膜細胞の成熟は遅れ、視力は1歳でやっと1.0に達する。立体像やスピード感、表情を感知する能力はさらに遅れ、5、6歳でやっと成人のレベルに達する。

　一次視覚野から連合野に送られる情報処理では、物体の認識は側頭葉で、図形など空間の識別は頭頂葉で行われる。このような情報処理の流れは後述する漢字とひらがなの読字処理などに関係する。

図表I-19　ヒトの眼と視覚のしくみ.1

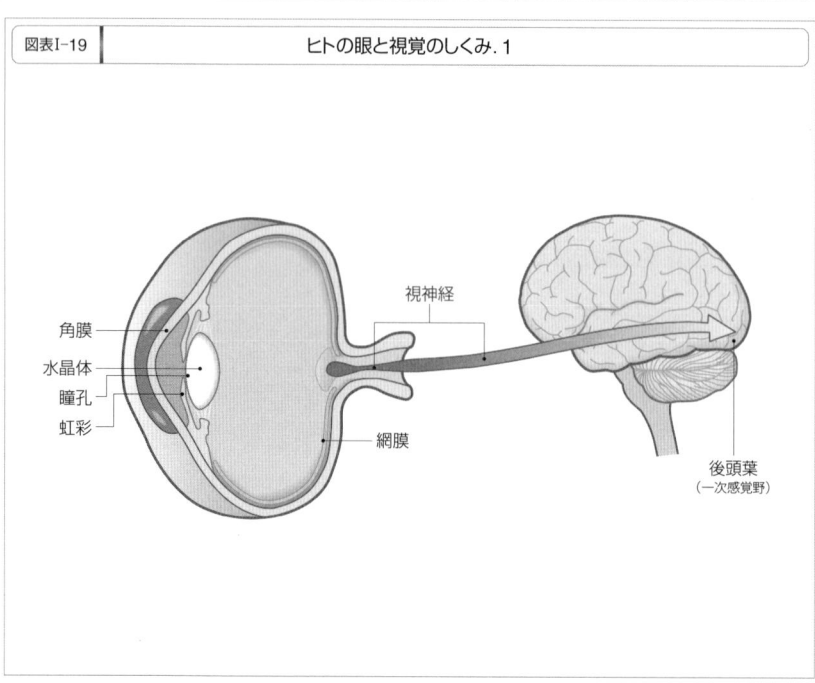

図表I-20　ヒトの眼と視覚のしくみ.2

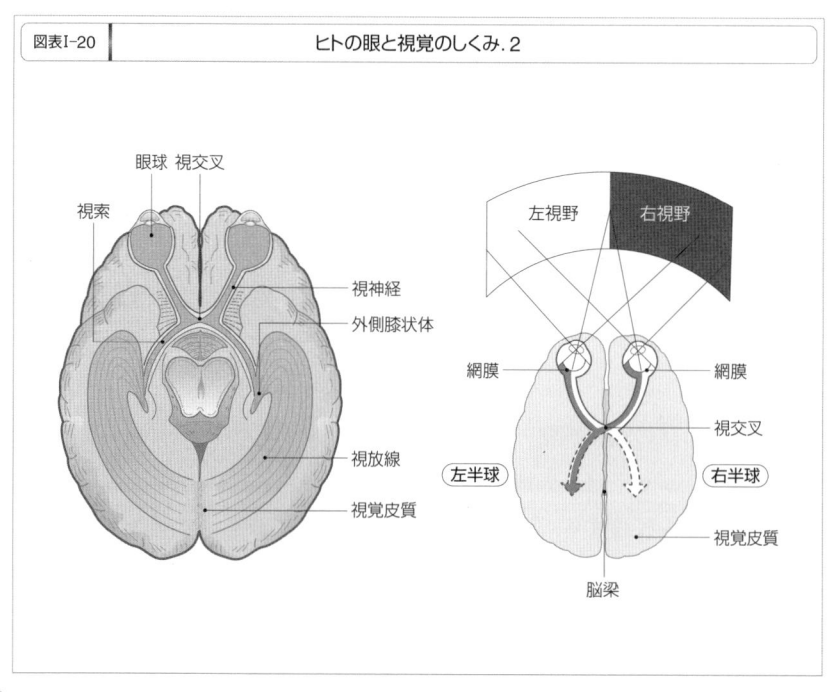

7.2 耳（聴覚と平衡感覚）［図表I-21］

音信号は鼓膜から耳小骨、蝸牛へ送られ、感覚細胞を興奮させる。この興奮は内耳神経（第8神経）を経て脳幹（内側膝状体）から両側側頭葉の一次聴覚野に送られる。なお、音刺激は脳幹の中継点で混ざり合い両側に分配されるが、右耳からの音は左脳へ、左耳からの音は右脳へより強く送られる。

新生児の聴覚は生まれる前からよく発達している［コラム5．37ページ］。

また、内耳には前庭と半規管があり、平衡感覚器として機能する。平衡感覚は前庭と半規管内のリンパ液が引力やヒトの動きによって管内を動くことによって感覚細胞が興奮し、その情報を脳幹、小脳に送ることで感知される。傾きや移動の感覚である。これが壊れるとめまい（眩暈）が生じ、立位維持が困難になる。

7.3 皮膚（体性感覚）［図表I-22］

体性感覚は触覚、温痛覚、圧覚、固有感覚からなり、皮膚や筋肉・腱に

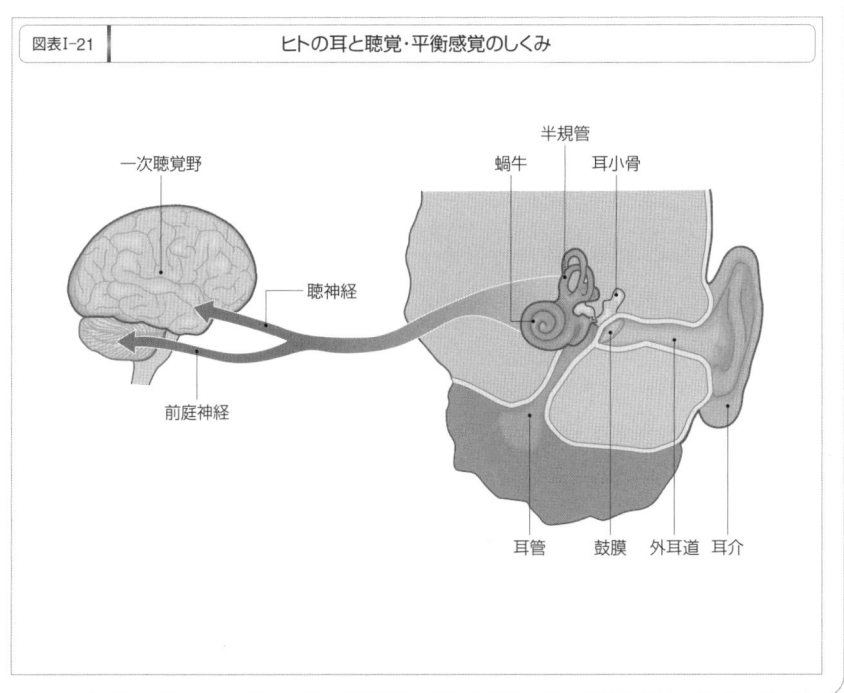

図表I-21　ヒトの耳と聴覚・平衡感覚のしくみ

| 図表I-22 | ヒトの皮膚と体性感覚のしくみ |

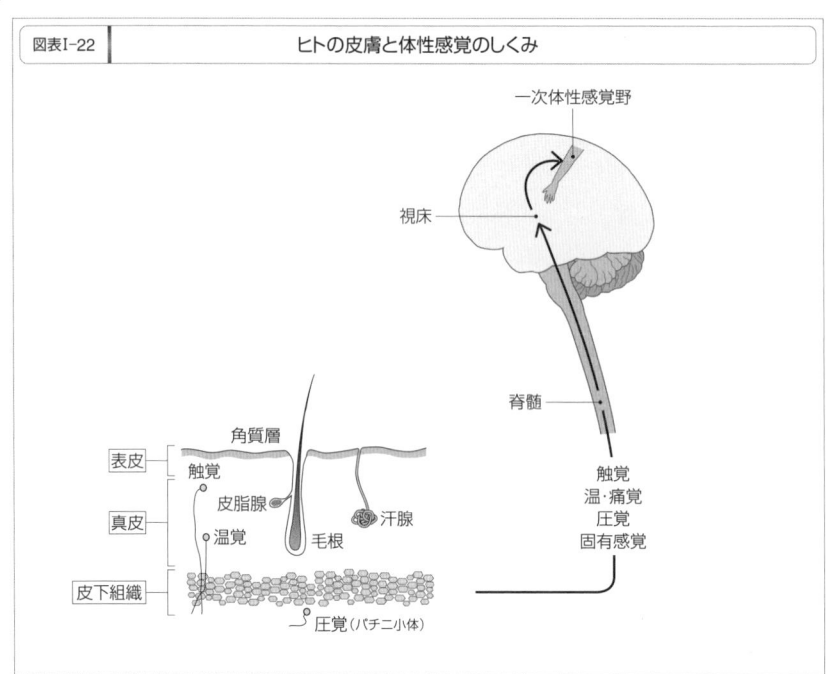

あるそれぞれの感覚器を通して受けとめられる。体性感覚は脊髄を上行し、視床から両側頭頂葉の一次体性感覚野に送られる。なお、固有感覚は小脳と結びつき、運動の調整にあたる。

7.4 舌（味覚）

味は、甘味、塩味、酸味、苦味、うま味の化学物質で感知され、この情報は第7・9・10脳神経を通して大脳に送られる。

7.5 鼻（嗅覚）

匂いも化学物質で感知する。匂いは鼻腔上部の粘膜にある嗅覚器から直接に側頭葉の梨状皮質に送られていく。梨状皮質は海馬とともに記憶のセンターでもある。

なお、嗅覚や味覚は発生学的には旧い感覚器で、しばしば共同して効果を表している。風邪にかかった時に匂いがわからず、食べ物の味が変わる理由がここにある。両者とも動物的、本能的であり、乳児期に記憶されてしまう。

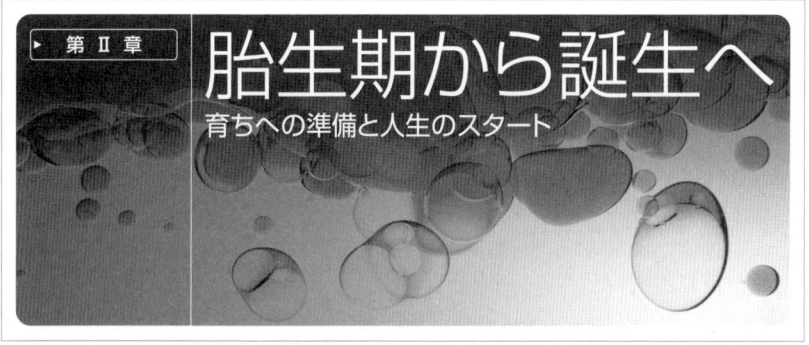

第Ⅱ章 胎生期から誕生へ
育ちへの準備と人生のスタート

要約 胎生期は画家が絵を描くキャンバス作りの時といえる。

胎生期は胎芽期と胎児期に分けられる。胎児の成長には胎盤の機能が大きく影響する。

胎芽期は、身体の各器官が作られる時で妊娠8週ぐらいまで、臨床的には16〜18週までをいう。器官、四肢などの大まかな形成はほぼ8週でできるが、微細な形成には18週ぐらいまでを要するからである。この時期はエピジェネティクス（epigenetics；後成的遺伝）の時ともよばれ、環境が器官形成に影響を及ぼす時である。器官形成の時期は妊娠週数と連動する。したがって、奇形が生じた場合、その内容から奇形の生じた妊娠週数を推測することができる。

胎児期は出生に向けて各器官が充実する時である。脳では基盤が作られる時で重要な時期である。

なお、受精から8日目ぐらいまでは受精卵とよばれ、生命倫理上ではまだ生命とは認められていない。受精卵診断ではこの時期の細胞が利用される。

うぶ声は、子どもが胎盤ではなく自らの肺で生きていくことを宣言する鬨（トキ）の声である。心臓から肺に流れる血液を大動脈に流していた動脈管はうぶ声とともに閉鎖し、肺呼吸が始まり、肺循環が始まる。

新生児期とは出生から27日まで（4週間）を指すが、はじめの1週間は早期新生児とされ、周産期死亡の統計に利用される。なお、未熟児という言葉が一般に使われるが、これは正しい用語ではない。低出生体重児か、早期産児である。在胎週数に比して体重が10％未満の児は不当軽量児（small for date; SFD）とされ、胎内での成長に問題があったことを示唆し、発達にリスクがあるサインとなる。

新生児の健康状態は、心拍数、呼吸、筋緊張、哺乳力（喉頭反射）、皮膚色などでチェックされる。出産直後のアプガー・スコア（Apgar score, 1956）として広く利用

されている。

　新生児は反射によって生きる。反射の中枢は脳幹にあり、その機能は児の姿勢や刺激の反応から推測される。

7　胎芽の意味　―エピジェネティクス―

　受精卵は受精後ただちに細胞分裂を始め、ヒトはほぼ38週（平均263日）で出生する。出産予定日は40週で計算されるが、最終月経の初日を0週0日として計算するため40週0日（280日目）となる。

　胎芽（embryo）とは躯幹、頭部、尾部が確認される受精10日目ぐらいから器官の原形ができる時期までをいう。胎芽の期間は漠然としており、発生学では身体の形ができる8週までを指し、臨床的には微細な構造もできあがる16～18週ぐらいまでを指している。なお、発生学では胎生期を3期に分けることがある。胎芽期は第1期である。

　妊娠週数と器官の原形ができる時期は相関しており、10週ごろの中枢神経

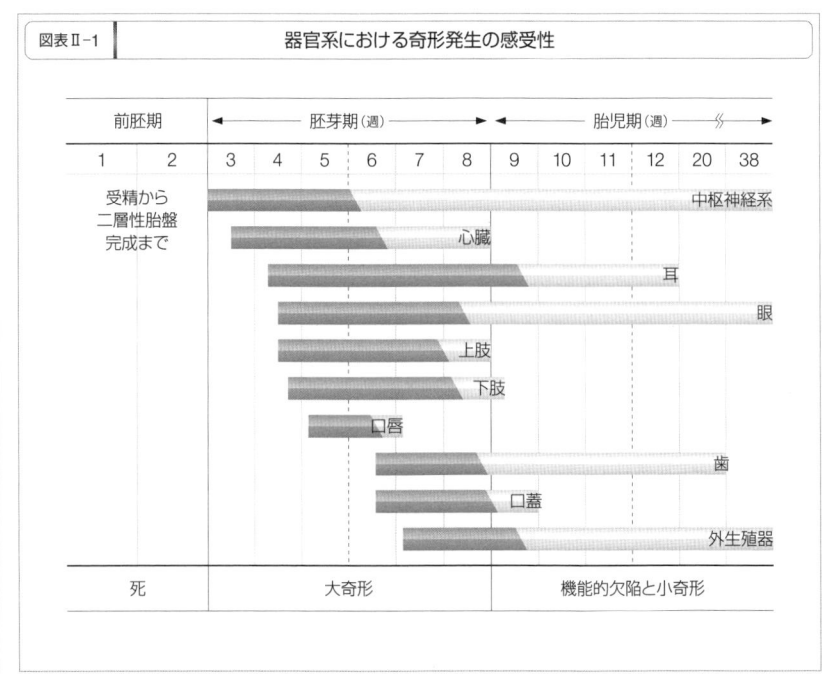

図表Ⅱ-1　器官系における奇形発生の感受性

系では終脳(大脳に一致する)、間脳、中脳、後脳(これらは生後の脳幹と小脳となる)と脊髄が確認できる。器官の原形ができる時期は器官形成での感受期(sensitive period)とよばれる。この時期に奇形を生じさせる因子が作用するとその器官に奇形形成のリスクが高くなる[図表Ⅱ-1]。風疹ウイルス感染(心臓奇形や難聴)、サリドマイド服用(四肢の欠損)、放射線被爆(小頭)などが知られている。

　器官の原形ができるころの細胞は胚性幹細胞(embryonic stem cell；ES細胞)とよばれる。この細胞は再生医療での中心となる細胞である。胚性幹細胞はしだいにその器官特有の機能をもち始める。肝臓の前駆細胞は肝臓として、腎臓の前駆細胞は腎臓としての機能である。脳でも神経芽細胞とよばれる未熟な細胞が脳の中央深部にある脳室周囲に生まれ、放射状グリア細胞の線維に導かれて脳表へと移動を開始する[図表Ⅱ-2]。

　ウォディントン(Waddington, C. H. 1942)は、細胞がその特有の機能をもつこの過程は遺伝子と環境の統合的結合によって規定されていくと説明した。この胚性幹細胞から各組織の細胞に生まれ変わる時期はエピジェネティクス(epigenetics；後成的遺伝)の時とよばれる[図表Ⅱ-3]。この時期はゲノムが機能を発

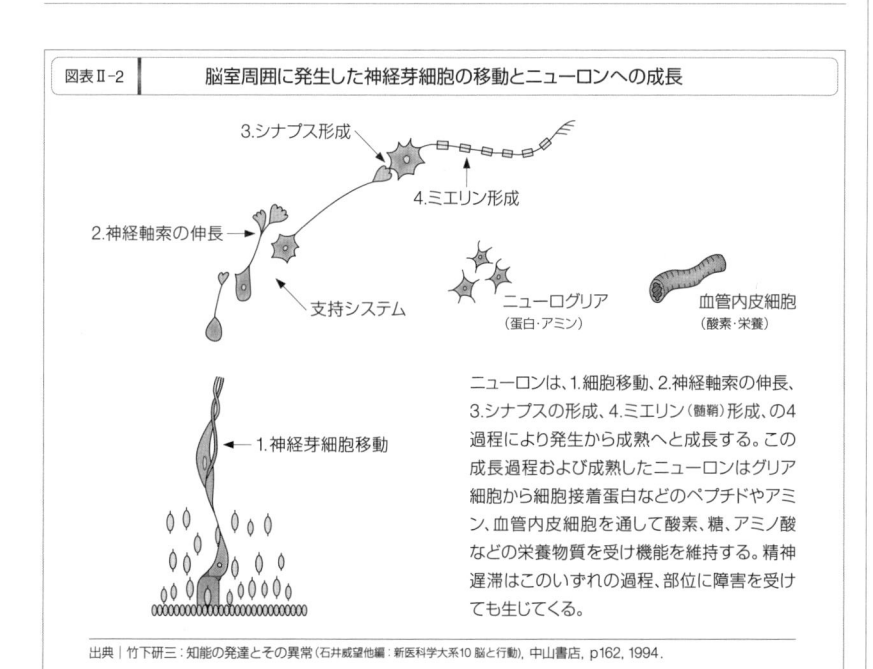

| 図表Ⅱ-2 | 脳室周囲に発生した神経芽細胞の移動とニューロンへの成長 |

- 1. 神経芽細胞移動
- 2. 神経軸索の伸長
- 3. シナプス形成
- 4. ミエリン形成
- 支持システム
- ニューログリア(蛋白・アミン)
- 血管内皮細胞(酸素・栄養)

ニューロンは、1.細胞移動、2.神経軸索の伸長、3.シナプスの形成、4.ミエリン(髄鞘)形成、の4過程により発生から成熟へと成長する。この成長過程および成熟したニューロンはグリア細胞から細胞接着蛋白などのペプチドやアミン、血管内皮細胞を通して酸素、糖、アミノ酸などの栄養物質を受け機能を維持する。精神遅滞はこのいずれの過程、部位に障害を受けても生じてくる。

出典｜竹下研三：知能の発達とその異常(石井威望他編：新医科学大系10 脳と行動)、中山書店、p162, 1994．

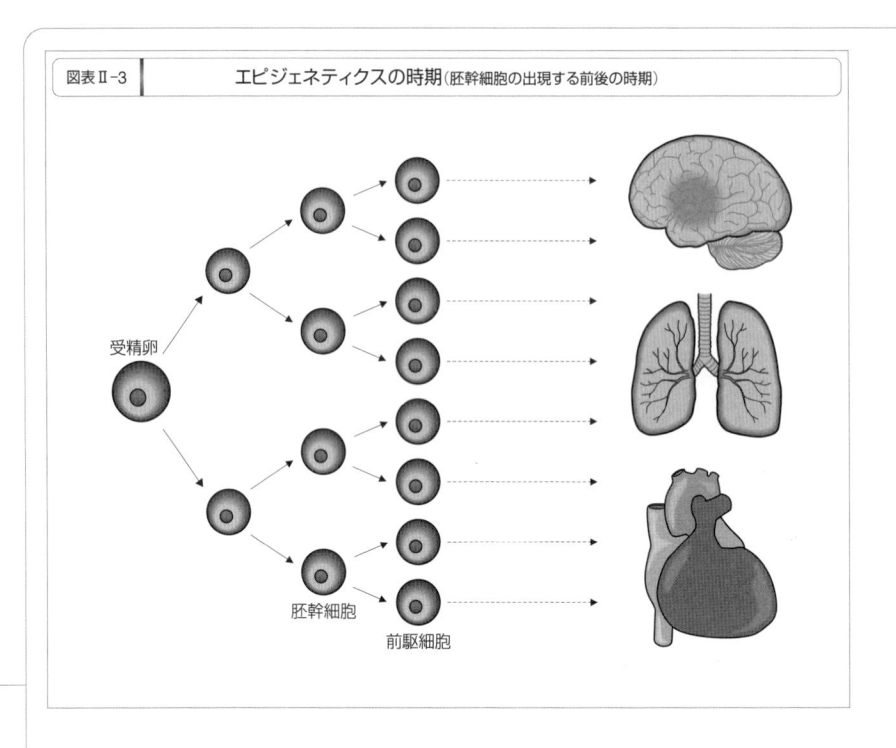

図表Ⅱ-3　エピジェネティクスの時期（胚幹細胞の出現する前後の時期）

受精卵　→　胚幹細胞　→　前駆細胞　→　（脳・肺・心臓）

現させる上で環境と調節を行う時である。この時期の機序にはまだ不明の点が多いが、奇形や奇形症候群、統合失調症や自閉症などの発生病態につながる重要な時に一致する。また、この考えはピアジェ（Piaget, J.）の発達心理学にも大きな影響を与え、彼の後成的発達理論の根幹ともなった。

2　胎児はどこまでを準備して生まれるのか

　胎児期は各組織や器官の充実期であり、胎児（fetus）とよばれる。器官がそれぞれの機能を出産までに成熟させていく過程である。

　胎児の体重と身長は妊娠週数に沿って増えていく。胎児の成長は超音波検査による把握や子宮底の計測値などによって推測されていく。在胎週数による胎児の身長と体重は図表Ⅱ-4のように増加していく。

　脳室周囲に発生した大量の神経芽細胞は大脳皮質へ移動を開始し、胎生20週ごろまでに大脳皮質で6層構造を作る。この時点で神経芽細胞は嗅球や海馬などの特殊な部位を除き分裂能を失いニューロンとなる。この成熟の過程

図表Ⅱ-4　妊娠週数別胎児発育曲線

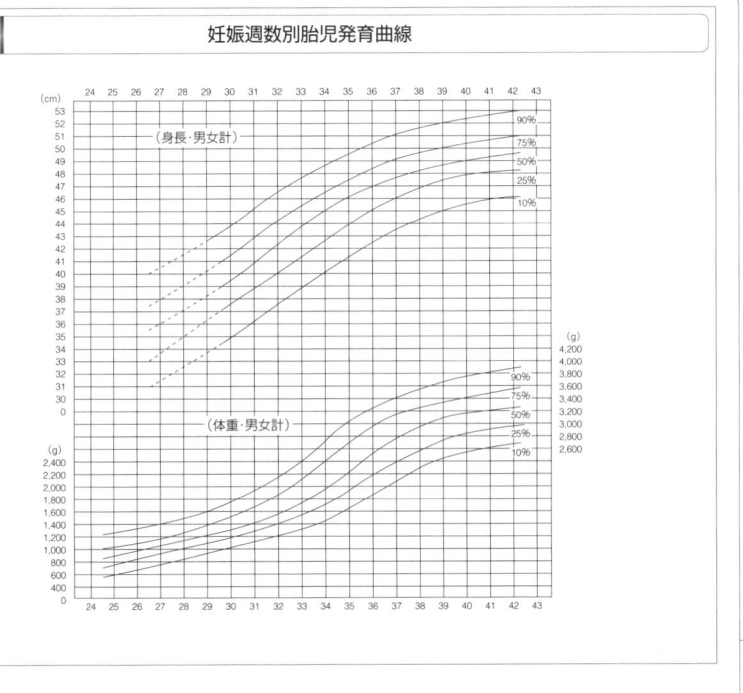

図表Ⅱ-5　在胎期間・新生児期に関する諸定義

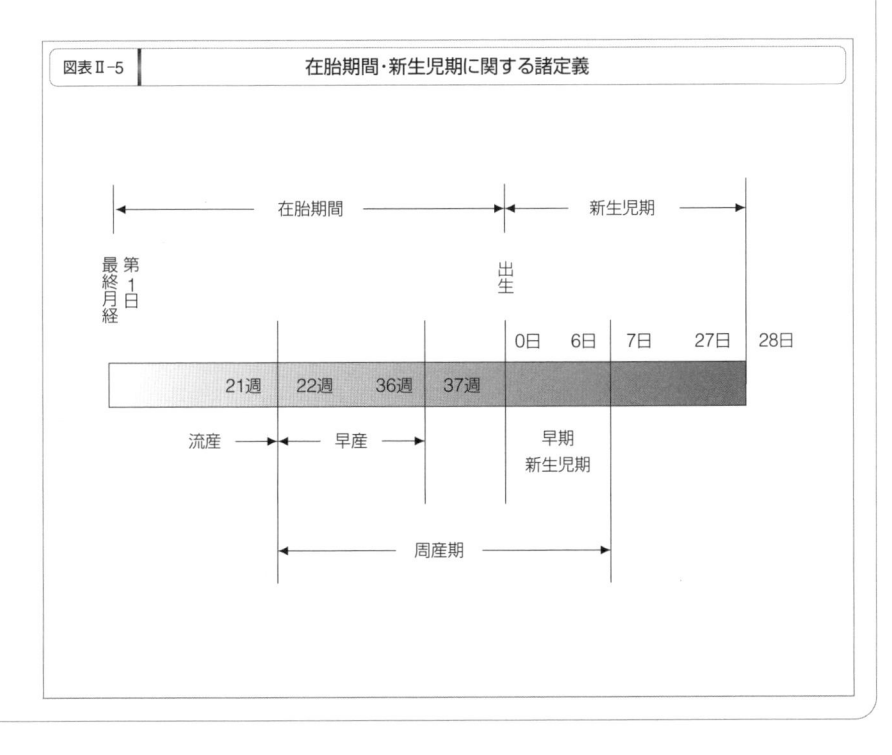

は脳の部位により異なり、中枢神経系では脊髄や脳幹部で早く、出生時までにほぼ成熟している。しかし、大脳皮質のニューロンは未熟である。花でいえば咲き始めの段階ともいえよう。

なお、法的には21週末までの胎児は生存不能とされ流産となり、22週以降は早産や死産とされる[図表Ⅱ-5]。

胎児は母親にとって生物学的には異物である。母親は自らの免疫的拒絶反応から胎児を守るため自らの免疫能を低下させている。そのため胎児は感染症に罹患するリスクが生じる。トキソプラズマ(toxoplasma)、風疹ウイルス(ru-

> **コラム4**　　　　たばこ・アルコールはなぜ悪いのか
>
> 　たばこはコロンブス(Columbus, C.)によって新大陸からもち込まれ世界に広まった。主成分はニコチン(nicotine)とよばれるアルカロイド(alkaloid；植物塩基)で、こころを落ち着かせる効果がある。ニコチンが神経細胞のアセチルコリン受容体と結合部位を共有するからである。しかし、ニコチンの抗ストレス効果は一時的である。ヒトは次第にたばこに依存するようになり、逆に本来のアセチルコリン機能は低下していく。こうなるとたばこからの脱却が難しくなっていく。
>
> 　たばこのもつ大きな問題は一酸化炭素を中心とする神経毒性とタール(tar；乾留液)を中心とする発がん性である。受動喫煙の怖さが叫ばれているが、これは吐き出す煙や衣服に吸着するニコチンの作用効果がたばこを吸い込む時より2〜50倍も高くなることによる。我が国の男性の喫煙率は先進諸国の中で1位と高く、また女性喫煙者の著しい増加も問題となっている。胎児への影響では低出生体重児と多動児の増加がある。母乳にも母親の血中濃度と同じ量で含まれている。
>
> 　アルコールはエネルギー効率が高い。また、アルコールは水と油に溶けるためニューロン受容体に作用し麻酔薬に似た効果を起こす。このためアルコール飲用は容易に依存化を来す。アルコール中毒者にみられる特有の物忘れと作り話のうまい精神症状はコルサコフ症候群(Korsokoffs syndrome)とよばれる。物忘れは健忘、作り話は一種の意識障害である。また、アルコールは多量のビタミンを体外に流す。そのためビタミン欠乏と関係し、肝障害を起こす。
>
> 　日本人はアルコール分解酵素が白人と異なってアルデヒド(aldehyde)[1]を作りやすく悪酔いを起こしやすい。また、女性ホルモンはこの分解酵素を弱めるため男性より飲酒に弱くなる。また、妊娠中の多量の飲酒はアルコールが胎盤を容易に通るため胎児の細胞分裂を抑制し、低出生体重児、発育遅延、小頭、特有の顔貌、精神遅滞などをもたらす。胎児アルコール症候群(fetal alcohol syndrome；FAS)とよばれる。

bella virus)、サイトメガロ・ウイルス(cytomegalovirus)、単純ヘルペス・ウイルス(herpesvirus)などの胎児感染症である。頭文字をとってトーチ症候群(TORCH)とよばれる(O はその他 others を意味する)。また、母体が B 型肝炎ウイルスやエイズウイルスを保有した場合も、母から児にウイルスは感染する。垂直感染とよばれる。

　妊娠中に母体が受けるストレスは下垂体－副腎皮質／髄質への反応となる。ストレスの多さは流産や胎児の成長不良となる。また、母親の喫煙や飲酒も胎児の成長や脳の機能に障害を与える[コラム4]。妊娠中に作られるキャンバスの布地にはいろいろなシミがつきやすいことを示している。

　妊娠経過の評価は、子宮底長、腹囲、血圧、浮腫、尿タンパク、尿糖、母親の体重増加などによってチェックされ、さらに血液、超音波、胎児心拍・心音などの検査が行われる。妊娠前の母体の健康状態、喫煙や飲酒歴、薬剤使用、また、既往の妊娠での早産、死産、妊娠中毒なども参考情報となる。これらの異常は胎児にとって成長や発達のリスクとなる。なお、妊娠中の母体では血漿量が多くなり、貧血傾向を示す。軽度の場合は正常な反応である。

　妊婦は胎動を妊娠中期になってから自覚する。妊娠16〜20週ごろである。経産婦ほど早く自覚できる。胎児の聴覚は早くから機能しており、母親の声

コラム5　　　胎教(prenatal care)とは何か

　育児書には、妊娠中は落ち着いた静かな環境でやさしくお腹の胎児に歌を聞かせたり、本を読んだりしてあげなさい。そうすればやさしくて頭のよい子が生まれますよと書かれている。

　胎児はどこまで母親の声を聞いているのであろうか。聴力は胎児期から育っており、出生時にはほぼ80％の聴力能を有しているといわれている。母親の声はたしかに胎児に伝わっているのである。

　しかし、胎教のもつ本当の意味は妊婦のこころを安らかにさせることであろう。気持ちの安らぎは妊婦のホルモン分泌を順調にさせ、自律神経系を安定させ、高血圧を抑制し妊娠を順調に経過させていく。逆に、妊娠中のストレスは自律神経系を不安定にし、副腎皮質ホルモンの分泌を異常に高め、胎児の成長にブレーキをかける。妊婦の免疫系もバランスを崩し流産や胎児の感染リスクを高めていく。

　胎教とは英語のとおり出生前の胎児ケアである。

かけは重要である[コラム5]。

分娩予定日が近づくとともに胎児の管理は妊婦の血圧チェックと心拍モニター、超音波検査によって行われる。これらの情報は重要であり、場合によっては帝王切開による緊急分娩となる。

これらの経過は母子手帳に記載されている。子どもの妊娠中の状況を客観的に把握できる貴重な記録である。

3 うぶ声

うぶ声(initial cry)は、胎盤呼吸から自らの肺による呼吸開始が始まったことを意味し、出生時の最大のイベントである。赤ちゃんの第一声は臍帯からの血流停止、さまざまな皮膚刺激、血液の酸素飽和度の低下、水素イオン濃度の上昇などが重なって、脳幹の呼吸中枢に呼吸運動を開始させる。呼吸運動の開始とともに胎児期に開いていた心臓の動脈管は閉鎖する。無呼吸状態が長く続いた場合は仮死(asphyxia)となる。新生児は出生時の長い無酸素状態を酸素親和性の高い胎児ヘモグロビン(hemoglobin F；HbF)により耐えることができる。しかし、そこには限度もある。

出生時の評価は、アプガー・スコアで行われる。アプガー(Apgar, V.)は、出産経過での無酸素の影響を心拍数、呼吸、筋緊張、喉頭吸引に対する反射、皮膚色の5つのポイントで評価する考えを発表した[図表Ⅱ-6]。ここで評価している内容は脳幹の機能である。アプガー点は出生時の児の状態を評価するもっとも重要な情報源である。生後1分目と5分目で評価する。それぞれを0点(明らかな異常)、1点(軽い異常)、2点(正常)で評価し、合計点が7点以上を正常、6～4点を軽度仮死、3点以下を重度仮死とする。仮死1度(青色仮死)、仮死2度(白色仮死)といわれていたものに一致する。

アプガー・スコアに相関する検査値は、動脈血pH値と酸素飽和度pO_2である。仮死状態が長く続けば続くほど新生児の動脈血は低酸素状態になり、酸性に傾きpH 7.0に近くなる。仮死の原因には、分娩中の問題だけでなく妊娠中から問題をひきずっている場合もあり、症例ごとに背景を考えることが重要である。

| 図表Ⅱ-6 | アプガー・スコア |

スコア	0点	1点	2点
心拍数	なし	<100/分	≧100/分
呼吸	なし	弱く不規則な呼吸	強く泣く
筋緊張	だらりとしている	四肢をやや屈曲	四肢を活発に屈曲
喉頭吸引に対する反射	反応なし	顔をしかめる	咳あるいはくしゃみ
皮膚色	蒼白	末梢チアノーゼ	淡紅色

4 数値のもつ意味 [図表Ⅱ-7]

　新生児(newborn、neonate)の期間は、出生より生後28日間(4週未満)を指す。生後1週間(6日まで)は早期新生児とよばれる。妊娠22週より生後1週(早期新生児)までを周生(産)期という。

　乳児死亡率、新生児死亡率、周生期死亡率は周生期医療の指標である。国際的には乳児死亡率で各国の事情が評価される。我が国の乳児死亡率は1,000出生あたり3.0で、世界でもっとも低い。

　正期産児(term baby)とは、在胎が37週以上～41週末日(42週未満)の間に生まれ、体重が2,500～3,999 g(4,000 g 未満)の児を指す。

　早期産児(preterm infant)とは、予定日から計算し37週未満の児を指す。28週未満の児は超早(期)産児とよばれ、脳障害を受けるリスクが高く厳重なケアが求められる。なお、42週以降は過期産児である。

　低出生体重児(low birth weight infant)とは、生下時体重2,500 g 未満の児を指

図表Ⅱ-7		在胎期間と出生体重からみた新生児の計測的評価
在胎期間	過期産児	在胎42週以上
	正期産児	在胎37週以上～42週未満
	早産児	在胎28週以上～37週未満
	超早期産児	在胎28週未満
出生体重	巨大児	4,000g以上
	正常体重児	2,500g以上～4,000g未満
	低出生体重児	1,500g以上～2,500g未満
	極低出生体重児	1,000g以上～1,500g未満
	超低出生体重児	1,000g未満

*注──ICD-10では超早期産、極低出生体重、超低出生体重は採用していない。ICDでは在胎週数に比して体重の低い児はlight-for-gestational age (LGA) としているが、我が国では身長も低いためsmall-for-date (SFD) (不当軽量児) が使用されている。

す。とくに1,500g未満は極低出生体重児、1,000g未満は超低出生体重児とよばれ、厳重なケアを必要とする。なお、4,000g以上の児は巨大児とよばれる。

妊娠週数ごとに胎児の成長を示す標準曲線があり、これとの照合により胎児の成長を知ることができる[図表Ⅱ-4]。在胎週数から予測される体重の±10％を超えている場合が問題となる。とくに軽い場合はSFD（small or light-for-dates；不当軽小軽量児）とよばれ、児が子宮内胎児発育遅延（intrauterine growth retardation；IUGR）の状況にあったことを示唆する。発達上での大きなリスク情報となる。

新生児の頭囲も胎内での神経発達を推測する情報となる。標準体重での頭囲は平均33 cmである。体重からの標準頭囲に比して−2 SD以下の頭囲は小頭とされ、胎生期の脳の発育にリスクがあったことを示唆する。標準体重児では31 cmを下回る頭囲である。新生児の各頭蓋骨の間は大きく開いており、脳の急速な成長を受け止める。この頭蓋骨間は縫合とよばれ、出生時にこれが開いているのは人間だけである[コラム6]。

コラム6　大泉門はヒトだけがもっている

英語では、large fontanelle あるいは anterior fontanelle とよばれる。大泉門あるいは前泉門である。頭蓋骨と頭蓋骨の間のすき間は縫合とよばれる。3個以上の骨で交差する部位ではダイヤ型にすき間が開いている。泉門とよばれる。泉門は6個あり、左右の前頭骨と左右の側頭骨の交差する泉門がもっとも大きい。大泉門である。泉門の皮膚の下は脳膜だけで脳を覆っている。通常は軽く陥没しており拍動を触れる。脳圧が高まると泉門は膨隆し、拍動が触れにくくなる。

泉門は2歳ごろまでには骨化が進み閉じる。

縫合は人間のみで開いており、これにより人間の脳は大きくなることができた。縫合が閉じない現象はホモサピエンス（homo sapiens）の後期、3〜5万年ほど前に突然変異として生じたと推定されている。地球の温度が急速に下がったことがこの進化を進めたともいわれている。ことばを人間が獲得できた時期に一致する。

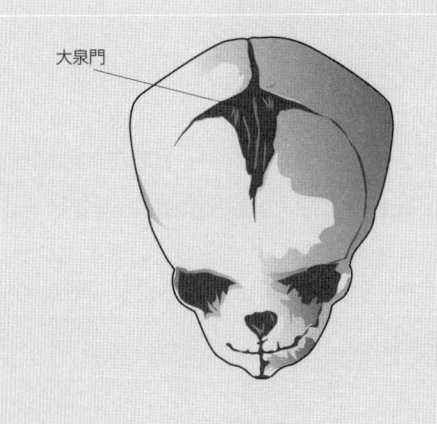

大泉門

これらの情報は母子手帳をみることで確認できる。

5　新生児の評価

新生児の健康状態は、呼吸、心拍・心音、皮膚の所見、哺乳力、排尿・便の所見、動脈血酸素飽和度、血液循環の状況、黄疸の程度、代謝に関する検査値、睡眠と覚醒の状況などにより評価される。ここでも母子手帳に記載し

てある所見を理解することが重要である。

以下に新生児特有の所見について述べる。

5.1 呼吸

呼吸状況は、新生児のリスクを知らせる最大の情報である。生直後より呼吸困難を呈する疾患は呼吸窮迫症候群(respiratory distress syndrome；RDS)とよばれる。シーソー型胸腹運動、胸郭の陥没呼吸、呻吟、チアノーゼ(cyanosis)を主な症状とし、胸部X線上に特徴的な陰影が認められる。背景には羊水の大量吸引や気管支肺異形成などがあり、積極的な治療が必要となる。なお、この疾患は早期産児や低出生体重児に認められることが多く、その背景に肺サーファクタント(pulmonary surfactant；肺界面活性物質)という物質の欠乏がある。この補充療法は早期産児の死亡率や脳性麻痺の発症予防に効果をあげた。

5.2 血液循環

胎児期に肺機能は必要がない。したがって胎児の肺動脈血は動脈管とよばれる通路を通して心臓から直接に大動脈に流れ、全身に運ばれている。生後、この動脈管はただちに閉鎖することになるが、新生児ショック状態ではこの閉鎖がふたたび開いてしまう。動脈管開存である。当然、肺機能は低下する。積極的な治療が求められる。

児が早期産児であるほど脳室周囲の組織や網膜の毛細血管も未発達であり、容易に循環障害が生じる。脳室周囲白質軟化(periventricular leukomalacia；PVL)や未熟児網膜症(水晶体後部線維増殖症；RLF)などの障害である。

5.3 黄疸

胎児といえども全身への酸素供給は赤血球で行われている。赤血球は老化や母親との血液型不適合などで壊されてくる。そこで生じるビリルビン(bilirubin)(間接ビリルビン；indirect bilirubin)は胎盤を通して母親の肝臓に運ばれ、グルクロン酸抱合(glucuronidation)により処理される。しかし、生後は自らの肝臓で処理することになる。多くはこの処理が追いつかず軽く黄疸が認められる。生理的黄疸とよばれる。

間接ビリルビンには毒性があり、脳の基底核に沈着しやすい。これが核黄疸(kernicterus)の原因となる。核黄疸は成熟新生児で20 mg/dl 以上で生じる。間接ビリルビンが異常に増加する因子は ABO 不適合や Rh 不適合である。治療として光線療法や全血交換が緊急に行われる。

5.4 代謝と免疫

新生児は出生直前に胎盤を通して糖やタンパク質などを十分にもらい、数日の絶食に耐える。新生児の水分含有率も80％と高く、成人の60％と大きく異なる。しかし、胎盤機能が悪かった場合には備蓄が少なく、低血糖や低カルシウム血症を起こしてくる。胎盤機能不全症とよばれる。なお、ビタミンKは胎盤を通過しにくく母乳に含まれる量も少ないため、頭蓋内出血を予防するため新生児にはビタミン K_2 が与えられている。

先進諸国では、先天性の代謝異常症を早期に発見するため新生児マス・スクリーニングが行われている。現在、我が国では6種類の代謝異常症がろ紙に染みこませた血液資料で検査されている。我が国の実施率は100％である。病気が発見された場合は生後1か月以内に治療が開始される。代表的な疾患としてはフェニールケトン尿症(phenylketonuria；PKU)とクレチン症(curetinism；先天性甲状腺機能低下症)がある。対象疾患を広げる研究が行われている。

胎盤は分子量の大きい免疫グロブリンを胎児に送ることができない。児は分子量の小さい免疫グロブリン G(immunoglobulin G；IgG)のみをもらい、麻疹など一部の感染症に耐えている。水痘や風疹ウイルスなどを予防する分子量の大きい IgM(immunoglobulin M)などは胎盤を通さない。生後、児は母乳から不足する免疫グロブリンやリンパ球をもらい、腸内感染症に抵抗している[コラム7, 51ページ]。

5.5 睡眠

新生児の脳機能で最大の特徴は過剰なまでの睡眠である。

睡眠は、網膜からの視神経が通る視交叉上核の細胞に光の減衰という情報が送られ、その情報が松果体に行きメラトニンの分泌を促すことによりスタートする。メラトニンは脳幹網様体の機能を減衰させ睡眠へと導く。日没の暗さと夜明けの明るさのリズムがサーカディアン・リズム(概日リズム)を

| 図表Ⅱ-8 | 年齢別平均睡眠時間 |

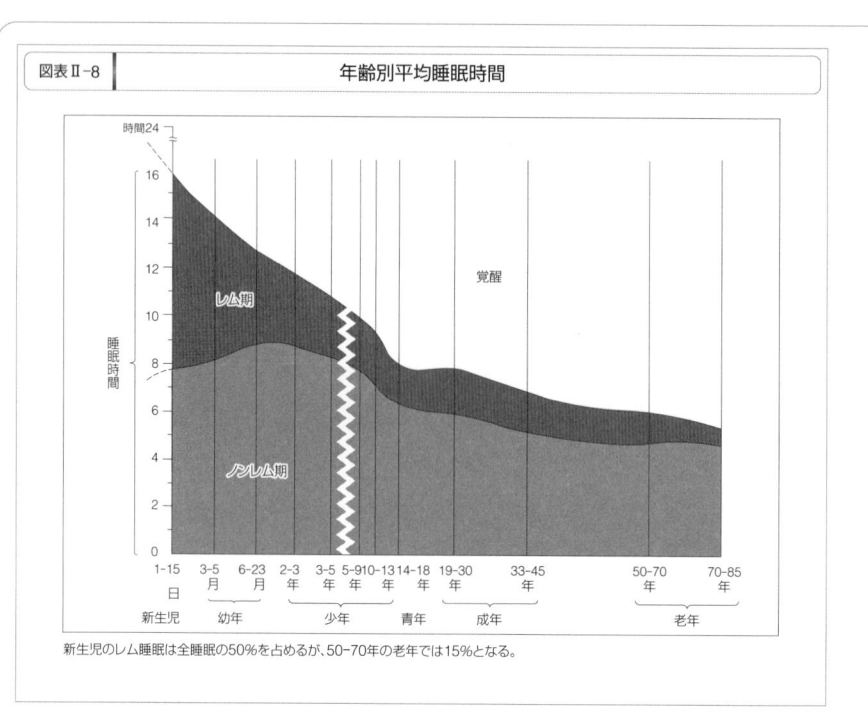

新生児のレム睡眠は全睡眠の50%を占めるが、50-70年の老年では15%となる。

作ることになる。このシステムは時計遺伝子により運命づけられている[コラム1, 14ページ]。

　睡眠にはノンレム (non-rapid eye movement；Non-REM) 睡眠とレム (rapid eye movement；REM) 睡眠という2つの層がある。ノンレム睡眠は身体の疲れを休める睡眠であり、レム睡眠は脳幹部が覚醒状態にあり、夢を見ている睡眠ともいわれる。脳波には覚醒時のようなα波が出現し、呼吸や心拍が乱れ、活発な眼球運動が認められる。

　この睡眠リズムは脳幹部ニューロンからの神経ホルモンの分泌と深く関係する。脳幹部の縫線核からセロトニン (serotonin) が、青斑核からノルエピネフリン (norepinephrine) が分泌される。この睡眠は生命の維持に重要であり、剥奪されると動物は生きていけない。

　新生児は1日の16時間以上を睡眠にあて、その50%を超える睡眠がレム睡眠である[図表Ⅱ-8]。レム睡眠は睡眠の後半に多く出現するが、このリズムが崩れるとヒトはうつ状態に陥る。

6　反射によって生きる人間

　新生児は反射によって生きている。多くの反射は四肢・躯幹の運動効果を伴い姿勢反射とよばれる。刺激は聴覚、体性感覚、視覚などから入力され、興奮したニューロンは脳幹や脊髄のニューロンを迂回して反射的に運動や姿勢を作る。この反射は原始反射とよばれる。代表的な反射としてモロー反射（Moro reflex）、把握反射、吸啜反射、非対称性緊張性頸反射などがある。

6.1　モロー反射[図表Ⅱ-9-1]

　モロー（Moro, E. 1918）によって報告された有名な反射である。耳元での大きな音や抱えた乳児の頭を急速に後ろに落とすと、児はびっくりしたように両上肢を伸展・外転させ、次にゆっくりと抱え込む。頸椎関節の急速な動きで同部位の感覚細胞が興奮し、その興奮が脊髄・脳幹を迂回して形成すると考えられている。脳幹部ニューロンの機能を見る上でもっとも信頼される新生児の姿勢反射である。モロー反射は生後4～5か月で上位中枢からの抑制でしだいに消えていく。

6.2　吸啜反射と哺乳反射[図表Ⅱ-9-2]

　新生児の口の周囲をかるく叩くと児は叩かれた側に顔を向ける（吸啜反射）。検者の指を口の中に入れると児は舌で指を包み吸引する（哺乳反射）。これは全ての哺乳動物にみられる現象で口や舌の皮膚感覚と脳幹を結ぶ回路で形成されている。

6.3　把握反射[図表Ⅱ-9-3]

　脊髄反射の代表的な反射である。手掌や足裏を検者の指で圧迫すると指が屈曲する。触覚と手足の筋肉に受ける圧覚と脊髄ニューロンとの反射回路で形成される。鳥が電線にとまる反射と同じと考えられている。ダーウィン反射ともよばれる。

| 図表Ⅱ-9 | 新生児期の反射 |

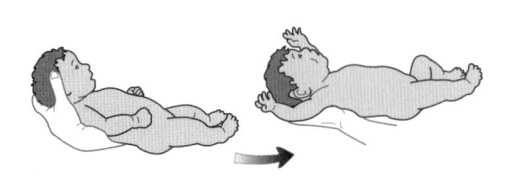

1 | モロー反射
2 | 吸啜反射と哺乳反射 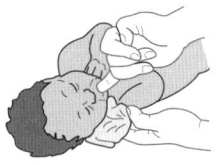
3 | 足の把握反射 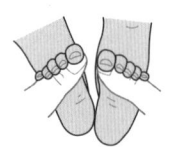
4 | 非対称性緊張性頸反射（ATNR） 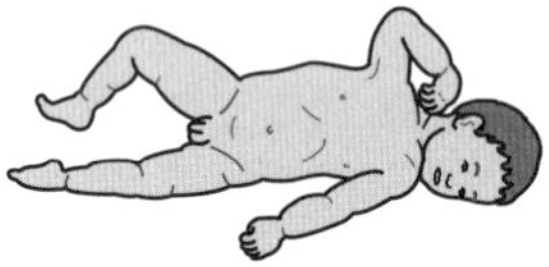

| 図表Ⅱ-10 | デュボヴィッツの成熟度評価法 |

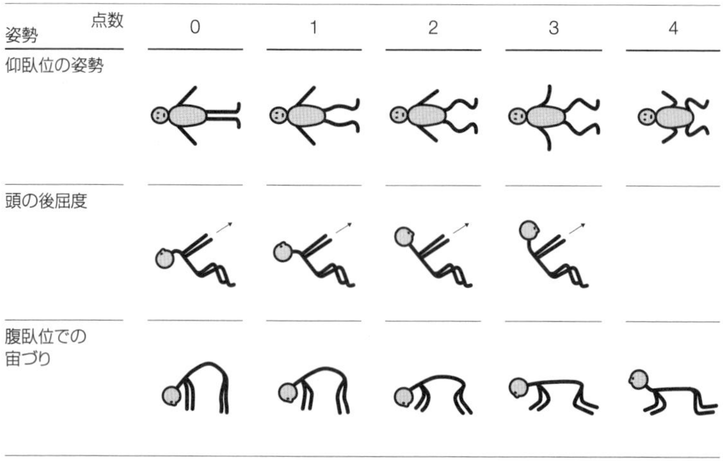

姿勢	点数	0	1	2	3	4
仰臥位の姿勢						
頭の後屈度						
腹臥位での宙づり						

出典 | Dubowitz, L., Dubowitz, V.: The Neurological Assessment of the Preterm and Full-term Newborn Infant. Clinics in Developmental Medicine No.79. London: S. I. M. P. より抜粋

6.4 非対称性緊張性頸反射 [図表Ⅱ-9-4]

　児の頸を横に向けると、顔側の上肢が伸び、後頭側の上肢が肘で屈曲する。投球や槍投げの選手がなぜ投げる方向に腕を伸ばすのかの説明にもなる。この反射はモロー反射と同じ反射回路で作られる。運動の基本姿勢でもある。間脳と中脳の間で切断された去脳ネコにも同じ反応をみる。英語で asymmetrical tonic neck reflex とよばれるため、略して ATNR ともいわれる。

6.5 他

　デュボヴィッツ（Dubowitz, L. 1981）の成熟度評価法は、11項目の皮膚を中心とする外表所見と10項目の筋緊張の評価を合計した点数から在胎期間中の成熟度を評価する。今日ではここで示された簡略図 [図表Ⅱ-10] が筋緊張を示す姿勢としてよく利用される。ここではしばしば使用されている図をあげた。いずれも未熟なほど左側の姿勢をとり、成熟しているほど右側の姿勢になる。

---

1) アルコールが、肝臓で分解されてできる物質。毒性が強く、血中アルデヒド濃度が高くなると、頭痛や嘔吐など二日酔いの症状が表れる。

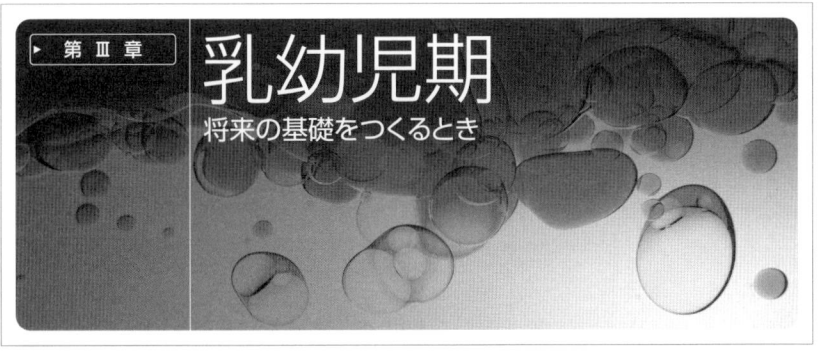

第Ⅲ章 乳幼児期
将来の基礎をつくるとき

要約 乳児期とは0歳の時であり、生後から誕生前日(364日)までを指す。幼児期の概念はやや曖昧だが一般に1歳の誕生日から6歳の入学前までを指している。

絵のキャンバスには大まかな構成図が描かれ、いくつかの色が塗られ全体のイメージが作られる時期ともいえよう。

人生の中でこの時期ほどドラマチックな成長と発達をみせる時期はない。体重を中心とする成長のスピード、運動、言語、社会性の全ての発達において子どもはすばらしい変化を示す。ルソー(Rousseau, J.J. 1712-1778)は「一生涯でこんなにも一生懸命なことはないだろう」とこの時期の子どもを表現している。

生後の発達は大きく運動系と社会・言語系の2面で表現されていくが、しだいにそれらは相互に作用し合い、統合されて複雑な内容をもつようになる。

運動の発達では、頸の据わりからお座り、立ち、歩き、走るに至る。これらの運動能は姿勢反射に裏づけされて可能になっていく。上肢も掴むから、〇を描く、ボールを投げるへと進む。

ことばの発達も劇的である。このわずかの期間でことばは喃語から有意語(単語)、さらに二語文へと発達し、電話など相手の見えない場面での会話も成立する。会話の内容が深まっていくのは社会性の発達でもある。親子の笑いから人見知り、手のつなぎ、排尿の自立、ままごと遊びと進み、反抗も始まる。この言語・社会性の発達はコミュニケーションの基礎となっていく。

発達の過程には、座る → 立つ → 歩行といった順序性や、機能の獲得に影響する時間因子が絡んでいく。感受期とか臨界期とよばれる時間因子である。

発達の評価はゲゼル(Gesell, A. L.1880-1961)によって確立された。ゲゼルは外にみえている発達を行動としてとらえ、運動行動、適応行動、言語行動、個人／社

会的行動に分け、各年齢での内容を具体的に記載した。この方法は多くの国で応用され我が国でも遠城寺式分析発達表などとなっている。

7　乳幼児期の生理 —成長を支える条件—

健康なこころは健康な身体に宿るとするローマ時代からの考えは、発達に身体条件の重要さを述べている。生命は、1個の細胞といえども食べる、食べたものを利用する、不要になったものを排泄する過程によって育ち、分裂を繰り返し身体を大きくさせていく。

食物は分子量のもっとも小さい物質になり腸管より吸収されていく。タンパク質はアミノ酸に、含水炭素はブドウ糖やガラクトース(galactose)などの単糖に、脂肪はグリセロール(glycerol)や脂肪酸にそれぞれが分解され吸収されていく。吸収されたこれらの物質は肝臓でふたたび生体に必要なタンパク質、酵素、コレステロール、グリコーゲンなどに作り変えられていく。しかし、乳幼児期の胃腸の消化能は弱く、食べ物の不用意な与え方は未分解のまま吸収され、食物アレルギーの原因となる。もっとも安全で効率のよい母乳のすばらしさがここにある[コラム7]。

乳児期後半の離乳食は果物や野菜、穀物が浸透圧の低い薄味で与えられることを基本とする。離乳食の与え方ではアレルギー素因をもつ乳幼児ほど注意が必要である。消化能の未熟さは少なくとも1歳の誕生まで続いていく。子どもが食べる食品の物質構成は、含水炭素60％、タンパク質15％、脂肪25％を基本とする。具体的には、主食(main foods)は米、麦、いもなどの穀物であり、助食(helper foods)がタンパク質や脂肪、そしてビタミンやミネラル類である。日本民族は体質的に穀物民族であることを忘れてはいけない。

就眠・起床の生活リズムはサーカディアン・リズムの基礎となる。このリズムは体温の維持、ホルモンの分泌、尿の生成、胃腸運動のような全ての身体の機能や脳の発達に大きな影響を与える[図表Ⅲ-1]。

ホメオスタシスの基礎となる身体の水分含有率も新生児期の80％から成人の60％に向けて徐々に低下する。この水分含有率の高さは発熱などで容易に脱水症を招き、けいれん発作を起こしやすくする。入浴時間や日射時間は長くならないように注意する。食べ物を砕く乳歯も3歳までに20本が出そろっ

コラム7　母乳の利点と思いもかけないリスク

　母乳は、単位あたりのエネルギー量としては牛乳と同じであるが、総タンパク量は牛乳の1/3である。しかも、タンパクの中ではカゼイン、ラクトアルブミン、ラクトグロブリンなど消化や腎機能で負担の少ないものが多い。ナトリウムやカリウム濃度も牛乳の約1/3で浸透圧も低い。脂質成分はほぼ同じであるが、脂肪酸では不飽和脂肪酸が多く、エネルギー源として有利である。また、IgAなどの免疫グロブリンやリンパ球などの免疫系細胞も含まれており、腸管免疫の機能を高めている。生後4か月までの母乳は食事として完全栄養品である。粉ミルクは母乳をテキストにして作られてきた。しかし、母乳には及ばない。なお、今日のように粉ミルクのなかった時代は牛乳を半分に薄め、砂糖を少し加えて赤ちゃんに与えていた。

　母子相互作用については本文に述べられているとおり、母乳を含ませる行為は母子間の情緒関係を安定にさせる。

　母乳に生じるリスクはまれであるが、母乳からのウイルス感染と薬などの移行である。エイズウイルスは母乳を通して感染する。いくつかの薬や第Ⅱ章でも述べたアルコール、ニコチンも母乳から分泌される。母親の喫煙は子どもの多動を招き、アルコールは乳児をアルコール依存症とする。一方、母乳から分泌されにくい物質もある。ビタミンKである。ビタミンK不足によって発症してくる乳児期の頭蓋内出血を予防するため新生児にはビタミンK_2が与えられている。

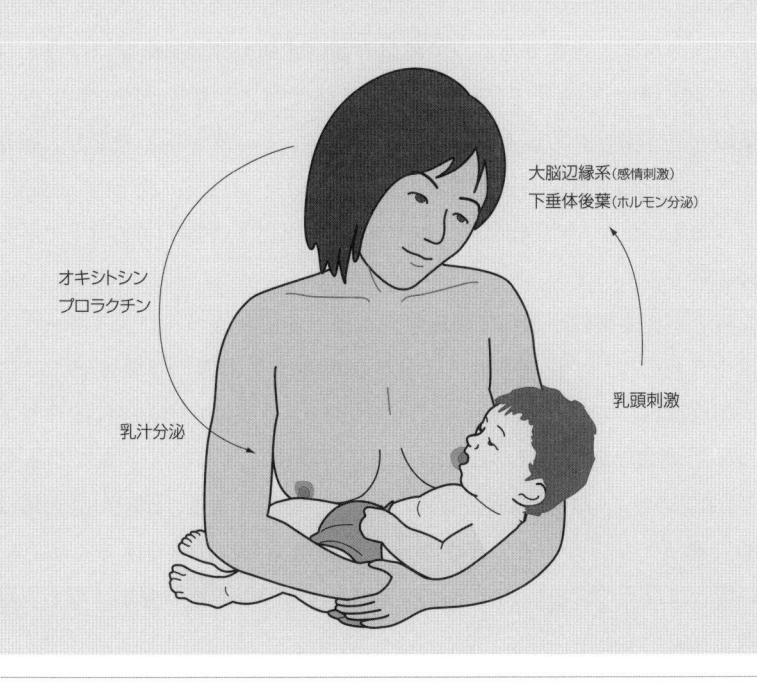

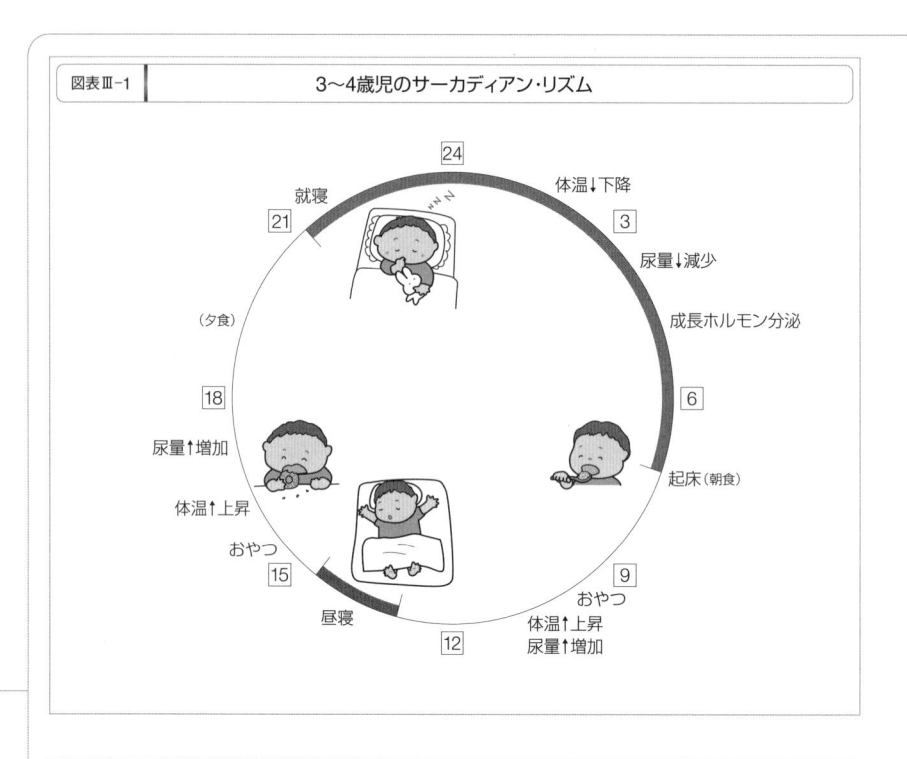

図表Ⅲ-1　3〜4歳児のサーカディアン・リズム

てくる。

　疾病への対応も重要である。免疫能の弱い乳幼児では感染症に注意する。重要な予防接種が2歳までに行われる。予防接種により我が国の乳児死亡率は激減した。潜在している多くの先天的な病気も症状を現してくる。先天性心疾患や染色体異常症などが重要な課題となり、乳児期の死因では奇形が1位を占める。なお、平成18年度(2006年)の乳児死亡率は2.8/1,000出生である[図表Ⅲ-2]。

　成長を支える条件が適切であるか否かは、健康状態のバロメーターである体重や身長の増加で確認される。乳幼児健診での計測の重要性がここにある。体重は1歳の誕生日で出生時の3倍の9 kg、身長は1.5倍の75 cmになる[図表Ⅲ-3]。計測値の増加だけではない。頭部の身長に占める割合(頭身比)も変化する。0歳の時の4頭身は6歳で6頭身になる。身長、体重、頭囲の計測値は±2 SDを超えて大きかったり小さかったりした場合に注意をする。とくに小さい場合にはその背景に注意をはらう。これらの計測値の変化は母子手帳に記載されている。

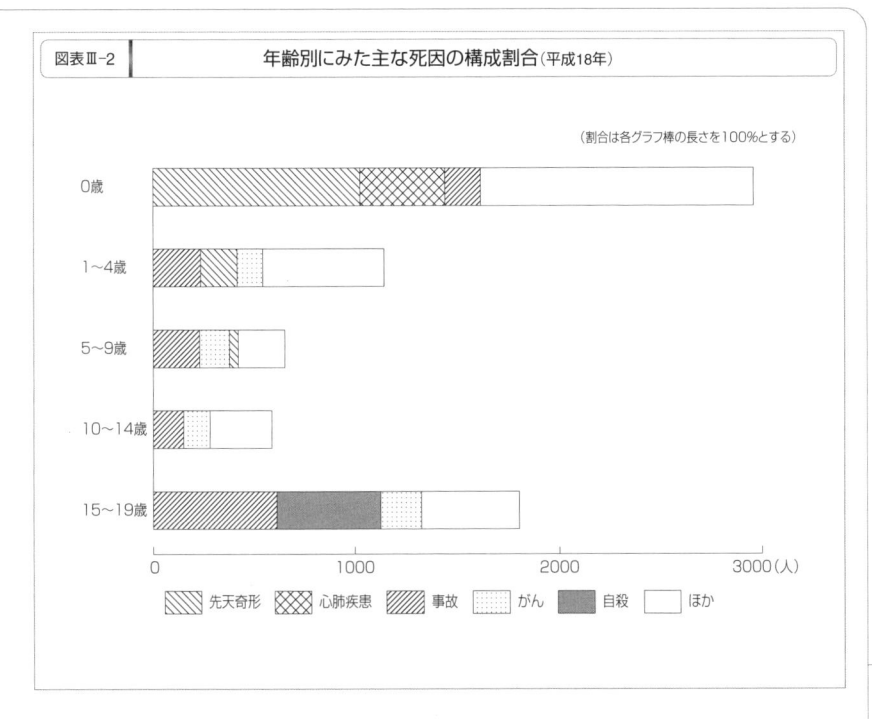

| 図表Ⅲ-2 | 年齢別にみた主な死因の構成割合(平成18年) |

(割合は各グラフ棒の長さを100%とする)

凡例: 先天奇形　心肺疾患　事故　がん　自殺　ほか

2 発達の原則と育つ環境の重要性

　発達には順序性と方向性がある。順序性とは、運動での頭の据わり → お座り → 立ち → 歩行へと進む過程、ことばでは単語 → 二語文へと進む過程を指す。方向性とは、運動能力が躯幹から四肢、さらに指先の機能へと進む方向、粗大運動から微細な運動へと進む方向である。ことばでは物に一致することばから抽象的なことばへと理解が進む方向を指す。社会性についても身辺の自立(independence)から集団での協調性(autonomy；自律)へと進む。この順序性や方向性に逆転はない。

　また、視覚や聴覚もそれぞれに分化した機能として開花し、時間とともに統合される。見えたものに手を出す、聞こえた声に笑顔や泣き顔で反応するなど相互に作用し合うことによって統合され、複雑な機能へと進む。分化と相互性の原則である。

　発達を育てる条件は自然な人間関係下の環境である。すでに述べたサーカ

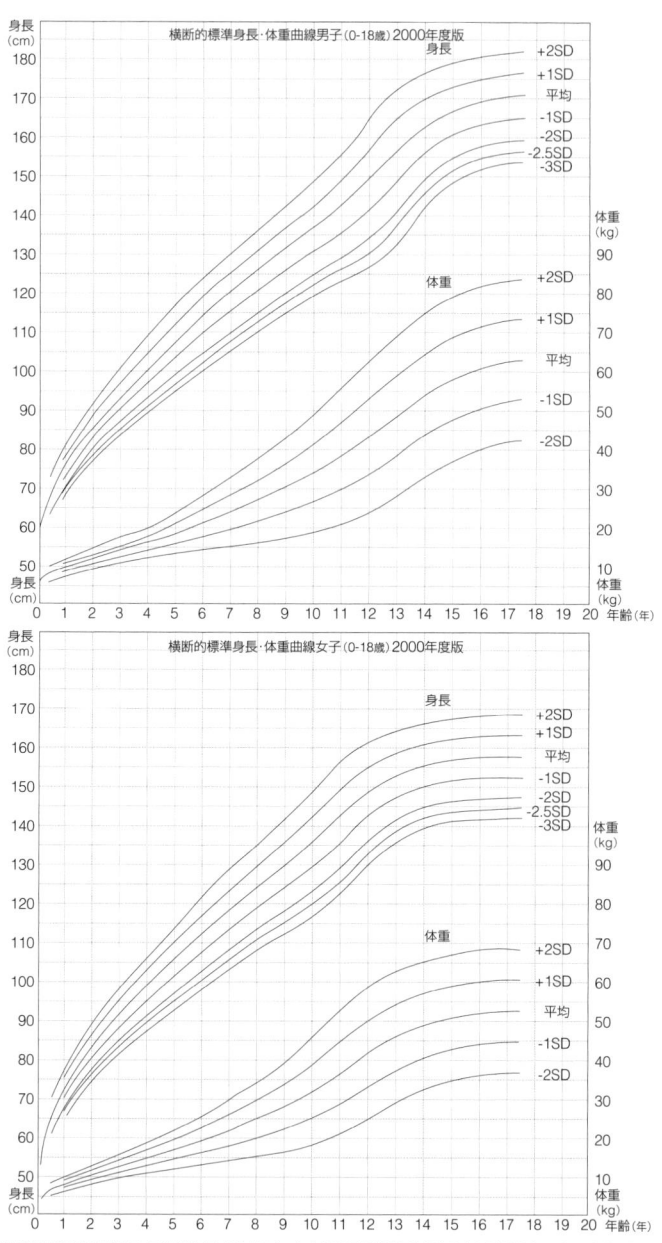

図表Ⅲ-3　横断的標準身長・体重曲線男子女子(0-18歳) 2000年度版

横断的標準身長・体重曲線男子(0-18歳) 2000年度版

横断的標準身長・体重曲線女子(0-18歳) 2000年度版

平成12年乳幼児身体発育調査報告書(厚生労働省)および平成12年度学校保健統計調査報告書(文部科学省)のデータを基に作成
出典｜藤枝憲二編：成長曲線は語る，診断と治療社，pp.14-15，2005．

ディアン・リズムの上に乳幼児期の人間関係は母子から家族、そして集団での関係へと広がっていく[図表Ⅲ-4]。乳幼児期の環境では親子の絆（きずな）と豊富な会話がとくに重要である。この時期の会話の重要性は、歴史的には動物の世界から人間社会にかえってきた少女カマラがついに会話の回復ができなかったことからもよく知られている[コラム8]。発達にはその機能を獲得しやすい月齢とその月齢をはずした場合の困難さがある。前者は感受期とよばれ、後者は臨界期とよばれる。

親子の絆については、フロイト（Freud, S. 1856-1939）に影響を受けた児童精神科医ボウルビー（Bowlby, J. 1951）は、乳児と母親との愛着的絆（attachment bond）がパーソナリティの形成にとくに重要であると述べた。子どもが母親から離れても定期的に母親のもとにもどってくるのは母親が児に安全基地を提供しているからだと説明する。この母の抱きしめや会話でのやり取りによる母子の交流は安定した子どもの発達につながる。彼はこれを情動的絆としてその重要性を指摘した。

また、小児科医であり児童精神科医でもあるウィニコット（Winnicott, D. W.

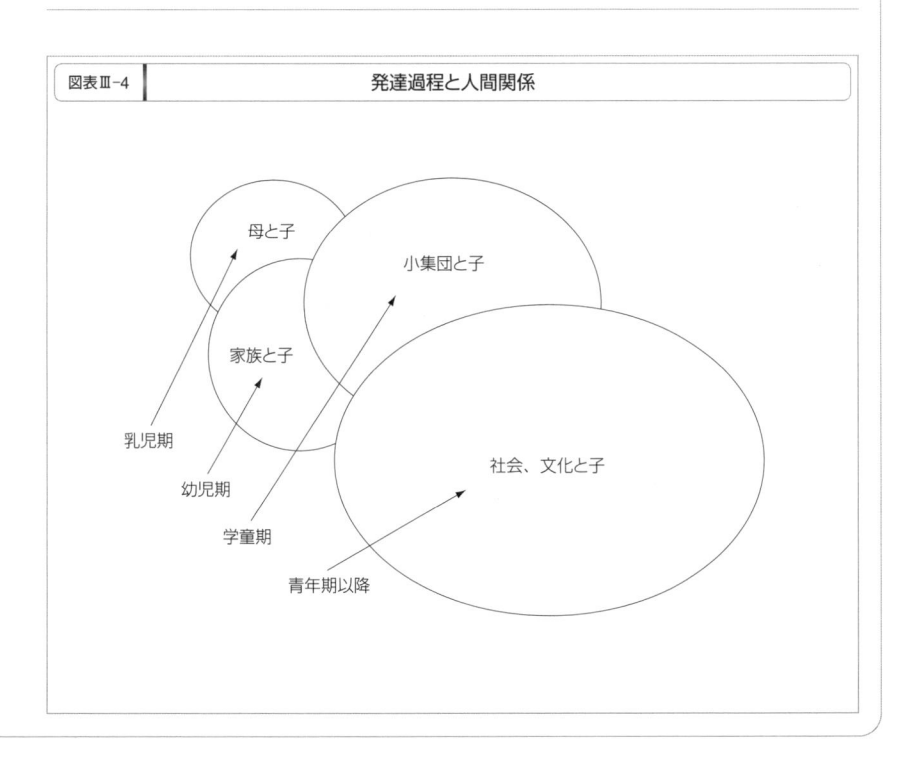

| 図表Ⅲ-4 | 発達過程と人間関係 |

乳児期 → 母と子
幼児期 → 家族と子
学童期 → 小集団と子
青年期以降 → 社会、文化と子

コラム8 オオカミに育てられたカマラとアヴェロンの野生児

1920年、インドの奥地でオオカミのほら穴から見つけられた少女カマラ (Kamala)(8歳ぐらい)は、四足で移動し食事も手を使わず直接に口をもっていって食べていた。しかし、関係者の努力により3年後には2足で立て、8年後にはことばを数語いえるまでになった。

また、1800年、フランスのアヴェロンで発見された野生児もピネル (Pinel, P.) により教育不能と評価されたが、若き医師イタール (Itard, J. M. G.) により熱心な教育が行われ、普通児には至らなかったが社会性やことばを獲得し、どんな子どもにも教育の可能性のあることを示してみせた。当時の知能論は遺伝的なものとするロックの考えが支配していたが、この事実は学会に大きな衝撃を与え、幼児期の教育の重要性を明らかにした。ことばや社会性の自立における臨界期の存在である。

これらは、現代のこどもたちがネグレクト (neglect：無視) として放置される環境と同じであることも理解しておかねばならない。

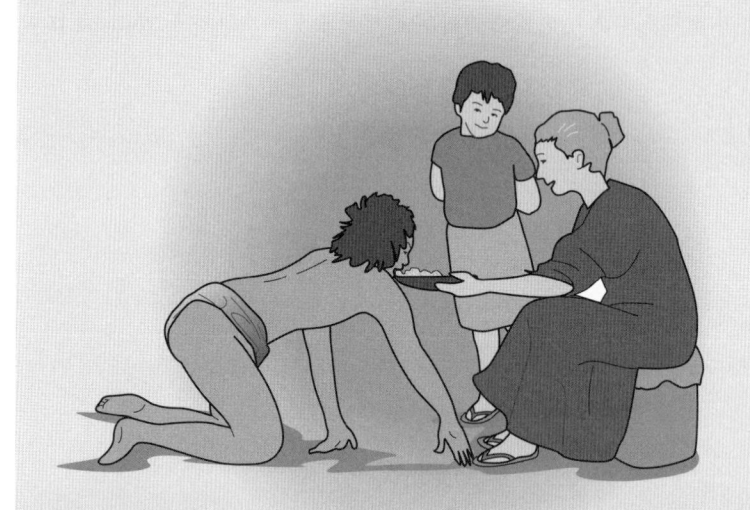

1953)も、環境がこころの発達を形成するとして母子関係を依存ととらえ、母と子の心的相互関係に重きをおき、母親の抱きかかえること(holding)とほどよい母親(good enough mother)の重要性を述べた。また、フロイトやウィニコットに影響されたマーラー(Mahler, M. S. 1969)もこころの発達を個体化とよび、生まれたばかりの赤ん坊は母親に全面的に依存し、共生的に生活しているが、この共生から分離―個体化への発達が人格形成の基礎になっていくとし、ひとり立ちには親との分離不安を自制できる精神的に安定した内在化(internalization)が必要であると述べた。そのためには、依存させてしまう母親ではなく子どもの生活環境を意識した自律に向けたウィニコットのいう"環境としての母親(environmental mother)"でなければならない。

3 運動の発達 ―発達は反射の充実を背景にする―

20世紀前半、マグヌス(Magnus, R. 1924)らによって行われた動物脳の切断による姿勢の研究は、後半に入り、アンドレ・トーマ(Andre-Tomas, 1960)による乳児の姿勢と筋緊張の研究、プレヒテル(Prechtl, H. 1960)らによる新生児姿勢の評価、ブラゼルトン(Brazelton, T. B. 1973)による乳児の評価、デュボヴィッツ夫妻による早期産児と正期産児での評価などの研究につながった。また、異常な姿勢をとる脳性麻痺児の姿勢についてもボバース夫妻(Bobath, K. & Bobath, B. 1965)による研究が行われ、彼らの神経促通理論はその後のリハビリテーション理論に大きな影響を与えた。また、この神経反射の考えは筋トーヌス(muscle tone)[1]だけでなく次第に聴覚、視覚など他の感覚器との相互性を含む理論に発展し、エアーズ(Ayres, J. 1963)による感覚統合理論などへと発展した。

幼児期の粗大運動の発達は反射回路網の成熟を反映している。新生児に見られたモロー反射などの末梢と脳幹との反射回路で生じる反応は生後4～6か月ごろより平衡感覚(前庭機能)の成熟や上位ニューロンからの抑制を受け始め、ランドー反射などの新しい反射の成長につながり、乳児は頸の据わり、寝返り、はいはい、お座りなどの機能を獲得していくことになる[図表Ⅲ-5]。アンドレ・トーマは、この新生児の原始反射からの推移を脳幹からのさまざまな姿勢反射が大脳皮質からの抑制コントロールによって変化していくと説

図表Ⅲ-5　粗大運動の発達

腹臥位

出生時
手足を曲げた臀部が高い姿勢

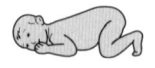

6週
下肢を伸ばし骨盤部が平らになる

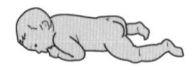

4か月
前腕で支えて頭と肩を持ち上げる

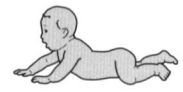

6か月
腕を伸ばし、床から胸を持ち上げる

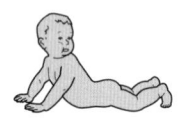

仰臥位から座位

出生時
完全に頭が遅れる

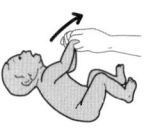

4か月
頭が遅れずについてくる

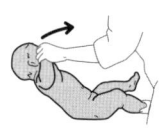

6-7か月
自分で両手をついて座れる

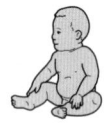

9か月
一人で座位がとれる

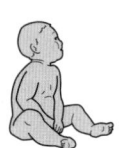

立位と歩行

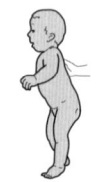

6か月
支えると立てる

10か月
物につかまって立ち上がり、立位を保てる

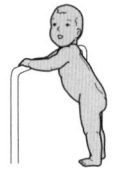

12か月
立ち上がり、片手を引けば歩ける

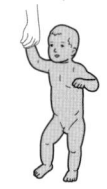

15か月
一人で歩き、物を拾うためにかがむ

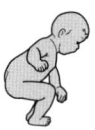

出典｜Miall, L., Rudolf, M, Levene, M.: Paediatrics ata Glance（五十嵐隆監訳：一目でわかる小児科学 第2版），メディカルサイエンスインターナショナル，p10, 2008. より改変

明した[図表Ⅲ-6]。また、ドーマン(Doman, D. 1969)らはこれを動物の進化にたとえた。魚類は脊髄で身体をくねらせて泳ぎ、両生類や爬虫類は脳幹と脊髄を使い腹ばいで四肢を交互に動かし移動し、霊長類は大脳と脳幹の機能成熟により重心を高くして移動するようになり、人類はさらに大脳機能の充実により二足歩行になったとした。

以下にこれらの運動発達の基本となる重要な乳児後半の反射を説明する。なお、ここでは反射(reflex)と反応(reaction)ということばを使い分けている。前者はより単純な反射回路、後者はより複雑な反射回路と理解してほしい。

3.1 ランドー反射(Landau reflex)と引き起こしテスト(traction test)

ランドー(Landau, W. M. 1923)の名がつくランドー反射は迷路機能と結びつく脳幹の前庭系反射であり、見方によってさまざまによばれている。頭部と躯幹での迷路性立ち直り反射である。この反応は中脳・間脳を中心に一部は大脳までを含む反射回路で形成される。検査者が頭や腰を右や左に回転させると身体全体が同じ方向に一致して姿勢を変えていく。マグヌスはこれを視床

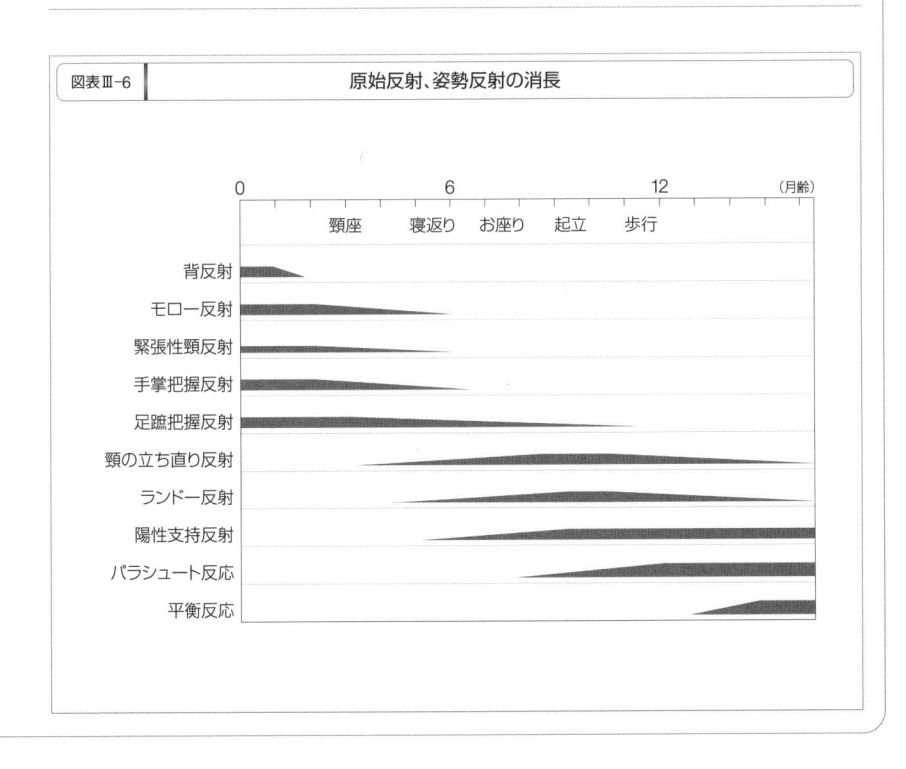

図表Ⅲ-6　原始反射、姿勢反射の消長

| 図表Ⅲ-7 | 乳児期後半からの代表的な姿勢反射 |

1｜水平懸垂　　2｜陽性支持反射　　3｜パラシュート反応　　4｜平衡反応

動物の汎運動性平衡反応と定義した。頸や腰での腱や筋肉からの回転刺激が体性感覚として迷路や脊髄につながり、身体全体の回転反応を引き起こしていくと説明した。ヒトの寝返り運動もこの反応である。

　また、この反射は水平懸垂反応ともよばれる。児をうつ伏せ位で躯幹を空中に保持すると児は躯幹や下肢を伸展させ、頸を持ち上げる。迷路からの反射で6〜8か月の乳児に見られる[図表Ⅲ-7-1]。

　引き起こしテストは、児の両手を持って引き起こしながら頸の立ち直り反射の出現や下肢の筋緊張をみるテストで、図表Ⅲ-5の仰臥位から座位のように4〜6か月の乳児健診で頸の据わりを見るテストとして広く応用されている。

3.2 陽性支持反射 (positive supporting reflex) [図表Ⅲ-7-2]

　児を躯幹で空中に持ち上げ足底を床につけると、児は両足を伸展させ、自分の体重を支える。緊張性伸展反射とよばれる。下肢の筋肉にかかる体重からの反射で、これは立位や歩行の基礎となり、6〜8か月で出現するようにな

る。新生児期にも同じ反応がみられるが、この場合は表在感覚での反射と考えられており深部感覚としての反射ではない。逆に、痙直性麻痺ではこの反射が6〜8か月ごろより過剰に亢進するようになり尖足[2]となる。

3.3 パラシュート反応（parachute reaction）［図表Ⅲ-7-3］

児を骨盤で立位に保持し、急速に前方に倒すと、児は眼前の障害物から身を守ろうとするかのように両上肢を伸ばし、指を伸展させる。腕の保護伸展反応ともよばれる。前庭系や視覚系の立ち直り反射にくわえて大脳皮質の運動野が関係する。この反応は自らのつかまり立ちを可能にし、10か月ごろより認められてくる。

3.4 平衡反応（equilibrium reaction）［図表Ⅲ-7-4］

この反応では複数の姿勢反射が合成されて出現する。倒れかけた体位から四肢を協同して復元しようと動かす反応である。座位や立位にいる児を側方から倒すように押すと、児は倒れる側に上肢を伸ばし身体を保護し、反対側の上肢をあげて重心の位置をもとに保とうとする。立位では下肢も同じように反応する。また、前方や後方からの倒しにも同じ反応を示す。この反応は15か月ぐらいの幼児で出現し、歩行開始の準備が完成したことを意味する。

なお、ここで使われる平衡は英語でequilibrationであり、心理学では均衡とも訳される。

4　ことばとシンボル遊びの発達

ことばを覚える過程は音の高低や流れ（韻律）を乳児前半でキャッチすることから始まる。音刺激での弁別は胎児の時から慣れ親しんだ母親の声にまず反応する。生後2、3か月で泣き声の音域には変化がみられ、生後5、6か月になると乳児の声には母音と子音、高低、長短、アクセントがみられてくる。喃語（babble）とよばれる。乳児後半になると母親の怒った声や親しみのある声が区別できる知覚のレベルへと進み、ことばの模倣も始まる。模倣語（vocal play）とよばれる。この模倣が偶然に事物と重なることにより意味の理解につながり、子どもはことばを獲得する。

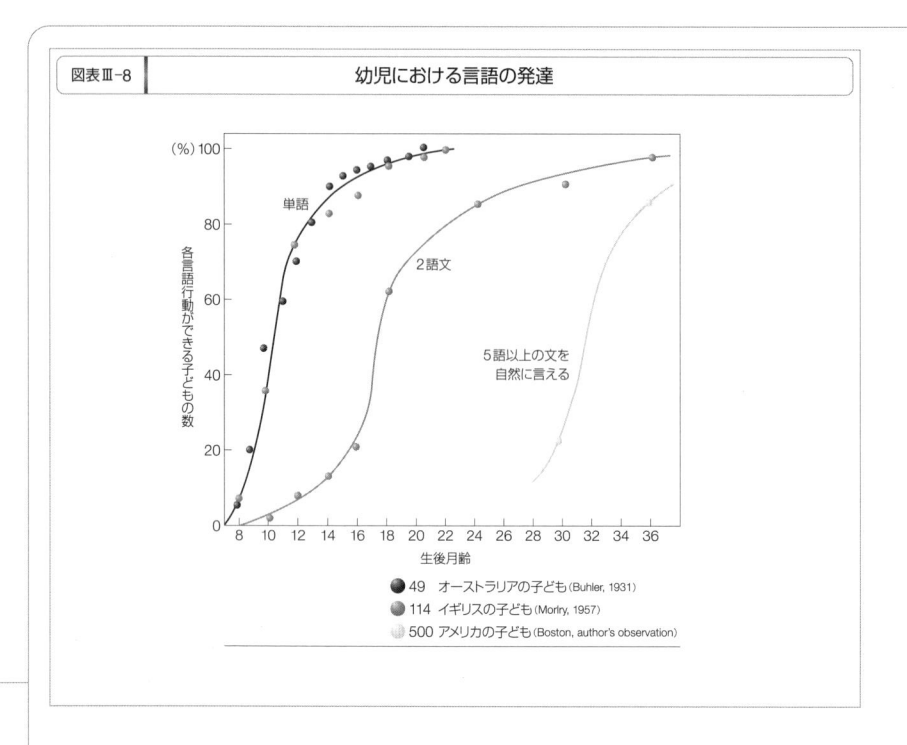

| 図表Ⅲ-8 | 幼児における言語の発達 |

縦軸：各言語行動ができる子どもの数（％）
横軸：生後月齢

単語
2語文
5語以上の文を自然に言える

● 49　オーストラリアの子ども (Buhler, 1931)
● 114　イギリスの子ども (Morley, 1957)
○ 500　アメリカの子ども (Boston, author's observation)

　ことばはママ、マンマといった口唇音からスタートし、1歳6か月までに95％の幼児が少なくとも1個の意味をもつ単語をしゃべるようになる。2歳を過ぎるとことばをつなぐ2語文(syntax；構文)が使えるようになり、ことばと思考の連結が始まる。3歳では90％以上の幼児が2語文をしゃべり、他人とのコミュニケーションが可能となる[図表Ⅲ-8]。

　幼児はことばの増加と文法をすばらしいスピードで同時に獲得していくことになる。ことばは幼児期での最大の知的能力の発達である。

　なお、発音の多様化は声門の位置が年齢とともに下がっていくこととも一致する。乳児期の声門の高さは第2頸椎のレベルに位置しているが、音の多様化とともに成人の第5頸椎の位置まで下がっていく。

　ことばの発達に関しては、スキナー(Skinner, B. F. 1929)、チョムスキー(Chomsky, A. N. 1928)、ブルーナー(Bruner, J. S. 1915)、ピアジェなど著明な心理学者によって述べられてきた。スキナーはことばの獲得(発語)をオペラント条件づけによる強化と説明し、チョムスキーは、チンパンジーがことばを学習することと一連の知識の獲得は関連するとした。ブルーナーは親子のやり取りの

中に見られる社会的文脈の学習からことばは発達していくとし、ヴィゴツキー(Vygotsky, L. S.)の考えを発展させている。ピアジェは感覚運動段階の流れが完成する過程としてことばを位置づけ、直感的・表象的思考とした。そして、事象とことばの意味の一致が2歳以降に明らかになるとし、これを前操作的段階とよんだ[図表Ⅳ-6-2]。

　1歳を過ぎると幼児はオモチャの電話器を本物の電話器とシンボリックに考え、それを理解できるようになる。こころの中のイメージ化である。しかし、論理的な操作はまだできない。幼児のことばの発達はあくまで具体的である。これは幼児のままごと遊びに典型的に現れている。自分を母親役や父親役にし、人形を自分たちに見立てるシンボル遊びも3歳ぐらいから可能になる。自分をことばから意識する第一歩でもあり、子どもは親の指示に反抗し自分が親と同一でないことをばくぜんと知り始める。3、4歳で全てを「いや」という反抗期に一致する。

　しだいにこのシンボル化は理解の深まりとともに複雑になり、仲間とともに共通の目的や遊びに参加するようになり、そこでのルールによって自己を統制するようになる。がまんができ、親の手伝いに満足を感じ、複数の方向に注意を向け行動をまとめることができるようになる。また、この時期、子どもはさかんにひとり言で以前に体験した遊びやいさかいを思い出し、自分に話しかけている。これは後述する内言(inner speech)の始まりと考えられ、ことばが論理的思考や観念的思考へと発達するスタートとなる。「どうして」が始まるとともに、自分のことばが自分を指図するようにもなる。この自己統制や自己規制は子どもの自律性の発達にきわめて重要である。

　シンボル遊びのもう1つの重要な発達は子どもの絵遊びである。視覚からの情報処理の発達である。1、2歳の子どもはよく絵本を親のところにもってきて読んでもらうことをせがむ。これは1歳6か月から2歳6か月にかけての殴り書きから3歳になると○の模写へと進む。また、縦棒を数本書き、数の意味を示すシンボリックな絵へと発達する。3歳の幼児はまだ3次元の空間で絵を描けないが、5歳を過ぎると対象をしだいに3次元の絵としても描けるようになる。視覚からの情報と聴覚からのことばとの連結である。

　逆に、絵はことばが遅れている子どもたちの知的機能を視覚処理の能力から推測できる手段となる。また、こころの内面を知る手段としても利用でき

る。後述するバウム・テストである。

　なお、ことば(speech)と言語(language)は同じではない。言語には話しことばの他に文字や手話など表徴機能を利用した伝達手段が含まれる。後者は学童期になり発達し、伝達する内容も深くなる。話しことばの「伝える」から文字・文章での「理解する、思う、考える」となる。

5　社会化の発達 —しつけ—

　発達の環境条件で述べたことは温かい家族環境の重要性であった。しかし、人間がヒトとして自立・自律するには文化的・社会的発達としての条件もある。社会化の訓練、幼児期ではしつけ(home training)である。しつけとは広辞苑によれば礼儀作法を身につけることとされている。人間形成の基礎となるものであろう。

　しつけは2歳ぐらいから始まる。しかし、しつけには年齢によってその内容がやや異なってくる。

　乳幼児期の前半では、基本的な生活習慣の確立とその家庭内自立の技能を育てるしつけである。この身辺自立とよばれる行為は社会的自立へスタートとなる。社会的自立のできていないひとり立ちはありえない。訓練による社会的行動の習慣化である。具体的には、排尿・排便、食事のマナーなどから始まる。この初期的なしつけはしばしば模倣によって発達する。偶然の模倣が周りからの賞賛により習慣化される道へと進む。

　3歳を過ぎた幼児後半のしつけは保育指導ともいえる。家族以外の人間を含めた社会集団でのスタートとなる。この段階でのしつけになるとそう簡単ではない。子どもは自分の要求の満足度を高くするとともに自分を意識し始めている。反抗期に入った子どもがしばしば見せる親の期待にわざと反する行動は、保育園という小集団では親子の間だけではなく、保育士や他の親子が関係し複雑になってしまう。隣の子がもっているオモチャを横取りするだけでなく、相手をはずみで傷つけてしまうことも起きる。子どもの要求の満足を社会的に許される内容で解決しなければならない。我が子の要求を満足させすぎればわがままとなり、相手への妥協を強めれば我が子への罰となり子から親への不信感は強まっていく。理に沿った罰によって誤った行為を弱

めさせることの難しさであろう。

　ここでは親として2つの重要な理解が必要となろう。1つは、しつけは賞罰ではなく善悪を教えるしつけでなくてはならないこと、あと1つは子どもの意に沿わなくとも親子間にそれを補って余りあるほどの愛着関係が築かれていることである。この時期のしつけには子どもへの愛情が絶対的な条件である。しつけは仮縫いともいう。仮縫いのゴールはその糸をはずすことに目標がある。仮縫いでの掛け違いは少しぐらいのミスならば目標に沿ったものに合致させることができる。許されるブレを親は子の社会化という意味でどう理解できているかが問われてくることになる。愛情をもってタイミングよく行うしつけは、社会適応の基礎を育てる上で重要な子育ての技法である。

　この幼児期後半のしつけは学童期に続く。学童期では社会的に容認あるいは賞賛される行動へのしつけとなる。具体的には、"がまんができる、待つことができる"である。この行動ができている場合、子どもは学校というさらに大きな社会集団で自己を意識でき、善悪を理解でき、ストレスに耐える勇気と行動を獲得することになる。

　しつけには常にストレスがある。親は子どものこころの中に生じる葛藤(conflict)をどう理解し、どうポジティブな効果を誘導できるかを考えねばならない。ストレスをいかにうまく子どもの心の中で処理させていくのかについては第Ⅳ章の情動の成長でも述べる。しつけによる社会的習慣化は道徳意識や人格の発達につながっていく。

6　発達の評価　―ゲゼルの発達論―

　発達心理学のスタートは、18世紀、ロック(Locke, J.)とルソーによる氏か育ちかの論争にはじまり、19世紀に自分の子どもの発達について述べたダーウィン(Darwin, C.)の個人の発達(個体発生)と種の進化(系統発達)に関する研究(進化論；1959)で本格化した。その後、発達心理学は20世紀初頭のビネー(Binet, A.)の知能研究や、フロイトの流れを汲む精神分析的な面を含んで20世紀後半からの発達心理学へと発展した。なお、前述したローレンツ(Lorenz, K.)の刷り込み理論は認識や情動などの行動心理学と神経生理学の架け橋にもなった。

一方、発達の臨床応用に影響をおよぼしたのは、運動、言語、社会性などの行動発達を統括したゲゼルの成得的発達論であろう。ゲゼルは運動行動、適応行動、言語行動、個人/社会的行動の4分野で正常な環境下での発達は時間経過によって組み込まれて発達していくとし、これをマイルストーン(里程標)という概念で説明し、発達指数(developmental quotient；DQ)の概念へと発展させた。彼の考えは発達因子として「育ち」より「氏」というロックの成熟因子を大きく取り入れたものであるが、実用性の高さから多くの発達テストの基本ともなった。我が国でも遠城寺式分析的発達評価などに取り入れられた。ここでは、遠城寺式分析発達を概説する[図表Ⅲ-9]。

6.1 運動系

　乳児期の運動は、頭の据わり、寝返り、座り、立つへと発達し、早い子どもでは1歳で歩き始める。運動は頸の運動から躯幹へ、さらに手足の運動へと広がっていく。その内容も抗重力運動から平衡運動へ、粗大運動から微細運動へと発達する。一般集団での通過率から予測される発達項目が月齢に応じて表で記載されている。たとえば、頭の据わりは3〜4月、寝返りは5か月前後、座りは7〜8か月、つかまり立ちやはいはいは9か月前後となる。

　運動系の中では手の動きも発達する。物を手のひら全体でつかむ手掌把握(5か月ごろ)、指先でつかむ指先把握(7か月ごろ)、人指し指と親指でつかむピンチ状把握(1歳ごろから)への発達である。

6.2 社会系

　基本は身辺自立を中心とする生活習慣と行動によるコミュニケーション能の発達である。前者は、食べる行動から衣服の着脱や排尿・排便などの清潔行動への発達であり、後者は、表情への認知から遊びへと進み、コミュニケーション行動での発達となる。

6.3 言語系

　ことばの表出と理解に分かれる。表出は喃語から、有意語(単語)、二語文、そして復唱へと進む。理解は表出より早く、母親の声の区別からことばの意味理解、2歳過ぎて構文の理解が可能となる。簡単な命令の理解である。さ

図表Ⅲ-9　遠城寺式分析的発達検査表

(年:月)	移動運動	手の運動	基本的習慣	対人関係	発語	言語理解
4:8	スキップができる	紙飛行機を自分で折る	ひとりで着衣ができる	砂場で二人以上で協力して一つの山を作る	文章の復唱(2/3)	左右がわかる
4:4	ブランコに立ちのりしてこぐ	はずむボールをつかむ	信号を見て正しく道路をわたる	ジャンケンで勝負をきめる	四数詞の復唱(2/3)	数の概念がわかる
4:0	片足で数歩とぶ	紙を直線にそって切る	入浴時、ある程度自分で体を洗う	母親にことわって友達の家に遊びに行く	両親の姓名、住所を言う	用途による物の指示(5/5)
3:8	幅とび(両足をそろえて前にとぶ)	十字をかく	鼻をかむ	友達と順番にものを使う(ブランコなど)	文章の復唱(2/3)	数の概念がわかる(3まで)
3:4	でんぐりがえしをする	ボタンをはめる	顔をひとりで洗う	「こうしていい?」と許可を求める	同年齢の子供と会話ができる	高い、低いがわかる
3:0	片足で2〜3秒立つ	はさみを使って紙を切る	上着を自分で脱ぐ	ままごとで役を演じることができる	二語文の復唱(2/3)	赤、青、黄、緑がわかる(4/4)
2:9	立ったままでくるっとまわる	まねて○をかく	靴をひとりではく	年下の子供の世話を焼きたがる	二数詞の復唱(2/3)	長い、短いがわかる
2:6	足を交互に出して階段をあがる	まねて直線を引く	こぼさないでひとりで食べる	友達とけんかすると言いつけにくる	自分の姓名を言う	大きい、小さいがわかる
2:3	両足でぴょんぴょん跳ぶ	鉄棒などに両手でぶらさがる	ひとりでパンツを脱ぐ	電話ごっこをする	「きれいね」「おいしいね」などの表現ができる	鼻、髪、歯、舌、へそ、爪を指示する(4/6)
2:0	ボールを前にける	積木を横に二つ以上ならべる	排尿を予告する	親から離れて遊ぶ	二語文を話す	「もうひとつ」「もうすこし」がわかる
1:9	ひとりで一段ごとに足をそろえながら階段を上る	鉛筆でぐるぐるまるをかく	ストローで飲む	友達と手をつなぐ	絵本をみて三つのものの名前を言う	目、口、耳、手、足、腹を指示する(4/6)
1:6	走る	コップからコップへ水をうつす	パンツをはかせるとき両足をひろげる	困難なことに出会うと助けを求める	絵本をみて一つのものの名前を言う	絵本を読んでもらいたがる
1:4	靴をはいて歩く	積木を二つ重ねる	自分の口もとをひとりでふこうとする	簡単な手伝いをする	3語言える	簡単な命令を実行する
1:2	2〜3歩あるく	コップの中の小粒をとり出そうとする	お菓子のつつみ紙をとって食べる	ほめられると同じ動作をくり返す	2語言える	要求を理解する(3/3)
1:0	座った位置から立ちあがる	なぐり書きをする	さじで食べようとする	父や母の後追いをする	ことばを1〜2語、正しくまねる	要求を理解する(1/3)
0:11	つたい歩きをする	おもちゃの車を手で走らせる	コップを自分でもって飲む	人見知りをする	音声をまねようとする	「バイバイ」や「さようなら」のことばに反応する
0:10	つかまって立ち上がる	おもちゃの車を手で走らせる	泣かずに欲求を示す	身ぶりをまねする(オツムテンテンなど)	さかんにおしゃべりをする(喃語)	「いけません」と言うと、ちょっと手をひっこめる
0:9	ものにつかまって立っている	びんのふたを、あけたりしめたりする	コップなどの両手を口に持っていく	おもちゃをとられると不快を示す	ダ、ダ、チャなどの音声が出る	
0:8	ひとりで座って遊ぶ	おもちゃのたいこをたたく	顔をふこうとするといやがる	鏡を見て笑いかけたり話しかけたりする	マ、バ、パなどの音声が出る	
0:7	腹ばいで体をまわす	親指と人さし指でつかもうとする	コップから飲む	親しみと怒った顔がわかる	おもちゃなどに向かって声を出す	親の話し方で感情をききわける(禁止など)
0:6	寝がえりをする	おもちゃを一方の手から他方に持ちかえる	ビスケットなどを自分で食べる	鏡に映った自分の顔に反応する	人に向かって声を出す	
0:5	横向きに寝かせると寝がえりをする	手を出してものをつかむ		おもちゃを見ると動きが活発になる	人を見ると笑いかける	
0:4	首がすわる	ガラガラを握る	さじから飲むことができる	あやされると声を出して笑う	キャーキャーいう	母の声と他人の声をききわける
0:3	あおむけにして体をおこしたとき頭を保つ	おもちゃをつかんでいられる	顔に布をかけられ不快を示す	人の声がする方に向く	声を出して笑う	
0:2	腹ばいで顔をちょっとあげる	頬にふれたものを取ろうとして手を動かす	満腹になると乳首を舌で押し出したり顔をそむけたりする	人の声をじいっと見つめる	泣かずに声を出す(アー、ウァ、など)	人の声でしずまる
0:1	あおむけでときどき左右に首の向きをかえる	手を口にもっていってしゃぶる		泣いているとき抱きあげるとしずまる	いろいろな泣き声を出す	
0:0		手にふれたものをつかむ	空腹時に抱くと顔を乳の方に向けてほしがる		元気な声で泣く	大きな音に反応する

運動　　　社会性　　　言語

らにままごと遊びが可能になり、色や数、左右の理解へと進む。3歳を過ぎてからの言語系の発達はコミュニケーションのみでなく認知・知能の発達とも相関する。

> **コラム9** 遊びは脳を育てる
>
> 　遊びほどヒトに豊富な体験と刺激を与えるものはない。幼児期の遊びは愛情に満ちた家族の人間関係を作るだけでなく、友だちとの関係で社会性を育てる基礎を築く。また、遊びで使ういろいろな道具やオモチャによって物体の認知能力を育て、類推思考の基礎を育てる。そして、何よりも運動から会話能力を育てる。
>
> 　幼児のことばの発達は年少であるほどジェスチャーや手振りなどと同時に進行する。相互作用のシンクロニズム（synchronism；同時性）といわれる。1歳の子どもが手振りとともに声がでるバイバイである。動きが腕から指先へと進むにつれてことばはますます豊富になる。幼い幼児はことばが豊富になるとともに泣くのが少なくなる。泣くのはことばのスタートでもある。
>
> 　ロシアの有名な言語学者ルリア（Luria, A. R.）はこれを運動のメロディーと述べている。英語で議論をする日本人がよく手を動かしながらしゃべるのを見る。脳の前頭葉の運動野を活性化して第2外国語のことばや文法を整理しているのである。前頭葉はヒトが社会を生きていく上でもっとも重要な脳である。幼児は運動とことばによって前頭葉の基礎を作っている。ことばによる思考能力は学校の文字教育では必ずしも埋め合わせることができないといわれる。幼児期はしっかり友だちと遊ばせよう。

1）筋の緊張状態のこと。
2）アキレス腱が縮み、爪先が下を向いたまま元にもどらない状態のこと。

第Ⅳ章 神経系の成長と成熟

要約 第Ⅲ章では、乳幼児期の成長と発達を具体的に実感できる生活上の変化で述べてきた。

この章では、外に見えている変化に並行して神経系がミクロの世界で進めている成長の変化を説明し、認知心理学と比較を行ってみる。

ミクロでの変化とは神経回路網の充実である。新生児期から乳児期を脳幹の機能で生きてきた児は、外からのいろいろな刺激を受け大脳を中心に神経回路網の充実という過程で成長していく。

神経系の細胞が肝臓や心臓などの細胞と根本的に異なるのは、神経系がニューロンで回路を作ることにより始めて機能することである。肝臓のように1個の細胞が微なりといえども肝臓としての機能をもっているのではない。そして、この回路網の機能の中心はシナプスの機能である。ニューロンの生理学的な興奮は細胞膜でのイオンの脱分極として伝えられていき、その内容は化学物質である神経伝達物質によってさまざまに伝えられていく。

神経回路網の充実には、刺激の与えられる時期というタイミングと偏らない自然な刺激という重要な2つの因子がある。具体的には愛情に満ちた豊富な親子の会話や抱きしめ、保育園や幼稚園での遊びやけんかなどである。ここでは認知の発達が進むことになる。同時に一生に続く運動能などもこの時期に基礎が作られていく。昔取った杵柄である。

この発達には3つの重要な機構が関与する。第1は意識と注意の機構、第2は記憶の機構、第3は社会からのさまざまなストレスに耐え、協調できる能力へと成長する情動の機構である。ヒトが社会生活を送る上で理解と認知、注意と記憶、感情の成長はもっとも重要な機構である。

この成長を年齢的に見れば、乳幼児期では興味と遊びによる前頭葉の基礎作り、

学童期では読み・書き・算数、そして記憶の充実による頭頂葉と側頭葉の充実、思春期からは思考や感情の抑制などからの前頭葉の充実を目指すことになる。

最後に、本章では臨床診断や脳科学の研究面で大きな成果をあげている画像検査について解説する。

1 神経回路網の成長 —アポトーシスと可塑性—

脳の重量は3歳で成人脳の75％、6歳で90％に達する。小学校に入学する頃には大人とほぼ同じ重さになっている。そして、その機能も急速に成長する。

発達は氏か育ちかの論争は中世の最大の議論であった。今日、発達は第Ⅰ章で述べたごとく脳がゲノムにより大まかに作られ環境によって修正され成長していると理解されている。

この脳の成長には、神経細胞の死、軸索の伸展とシナプスの充実、そして髄鞘化がある。

1.1 神経細胞の死

胎生期10週ごろに脳室周囲に過剰に発生した未熟な神経芽細胞は放射状グリア細胞の線維に沿って脳の表層に移動し、20週ごろまで自己の持ち場に到達し、大脳皮質の6層構造を作る。大脳皮質に到着した神経芽細胞はニューロンに変身し始め、近くの細胞と手を結び神経系の特徴である回路網を作り始める。同時に自らは成熟し、自らの細胞分裂能をなくす。生涯を生きることになる。なお、神経細胞の分裂能は海馬、嗅球、前頭葉や小脳の一部の細胞には残ることが近年明らかになった。

胎生期に多量に作られた神経芽細胞は出生時に最高に達する。その後、次第にこの過剰のニューロンは減少していく。この減少のメカニズムはプログラムされた細胞死によると考えられ、アポトーシス(apoptosis)とよばれる。これは適切な神経回路形成のために余分な回路や不適切な回路を除去するために生じていると理解されている。この現象は前頭葉において青年期の後期まで続く。では、なぜニューロンのあるものは生き残り、他のニューロンは死ぬのかについては明確な説明ができていない。適切な結合相手からのみ受け取れる生命維持因子がそこに関与するのではないかと考えられている。図

表Ⅳ-1は1個のニューロンの成長を見たものである。

1.2 シナプスの充実と可塑性

シナプスは軸索の伸長と樹状突起の増加とともにニューロン間の連絡を取り持つ窓口として急速に成長する。すなわち、神経回路網の充実である。

神経回路網は年齢依存的に刺激に反応して形成される。幼若な脳ほど反応は強い。この強い時期は感受期(sensitive period)とよばれる。鳥類学者ハインロート(Heinroth, O.)はふ化後の小鳥が最初に見たものを親と認識すると報告し(1911)、これを刷り込みとした。刷り込みはインプリンティング(imprinting)、あるいは刻印づけといわれる。動物学者ローレンツは動物の情動や本能的な行動は乳幼児期の刷り込みによると述べた。そして、刷り込みには年齢依存的に感受期とともに限界の時期もあるとし、これを臨界期(critical period)とした。臨界期を逃した刷り込みの難しさはコラム8(56ページ)で紹介した少女カマラへの生活教育の困難さにもよく見ることができる。

なお、この刷り込み理論は動物行動学としての理論でありミクロからの説

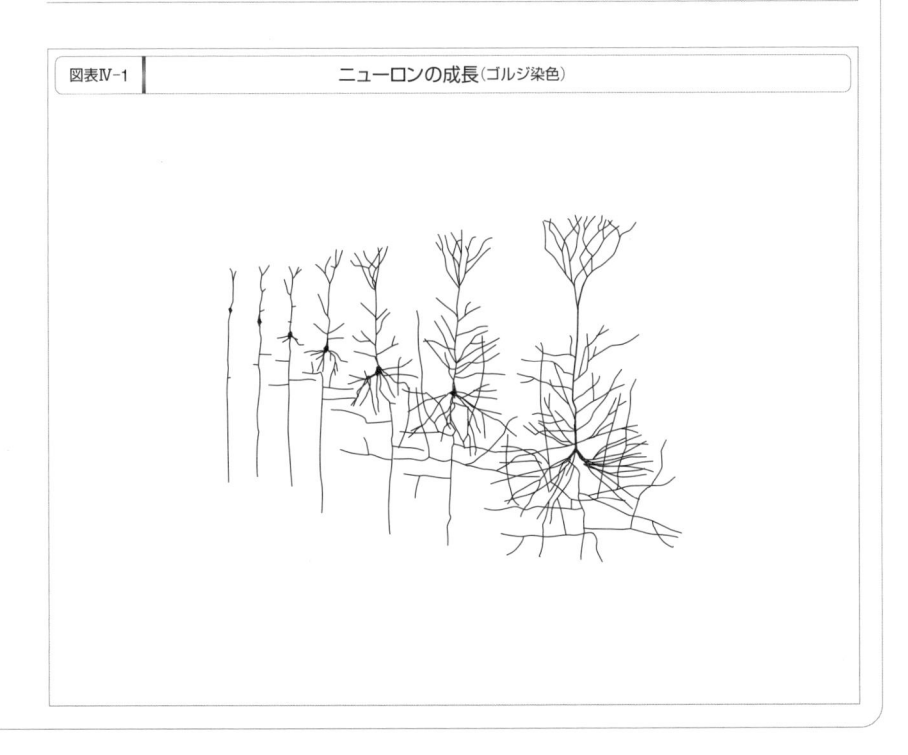

| 図表Ⅳ-1 | ニューロンの成長(ゴルジ染色) |

明ではなかった。

　刷り込みはニューロンでの記憶であり、このミクロの変化は樹状突起に見られる樹状突起のシナプス結合である。この現象は可塑性(plasticity)と呼ばれ、可塑性が進めば脳皮質は厚くなり、進まなければ萎縮する。このシナプスも生前から生後にかけて過剰に作られているとされ、これらも環境からの刺激により適切に選択されていく。不必要なシナプスは排除され、機能の効率化に有効なシナプスは逆に肥大成長する。可塑性にも臨界期があり、損傷を受けた脳が再生できる年齢の限界に一致する。可塑性は心理学的にいえば学習と記憶である。

　このミクロの変化は樹状突起に見られる樹状突起棘(dendritic spine)の増加に一致する。図表Ⅳ-2はニューロンにおけるシナプスの成長をみたものである。強化と整理が行われる。このシナプス結合の強化は刺激が繰り返し入力された結果として説明される。この分化成長を促す因子として神経成長因子(nerve growth factor；NGF)などの存在が知られている。

　しかし、視覚、聴覚、体性感覚からの刺激がどう処理され、可塑性として

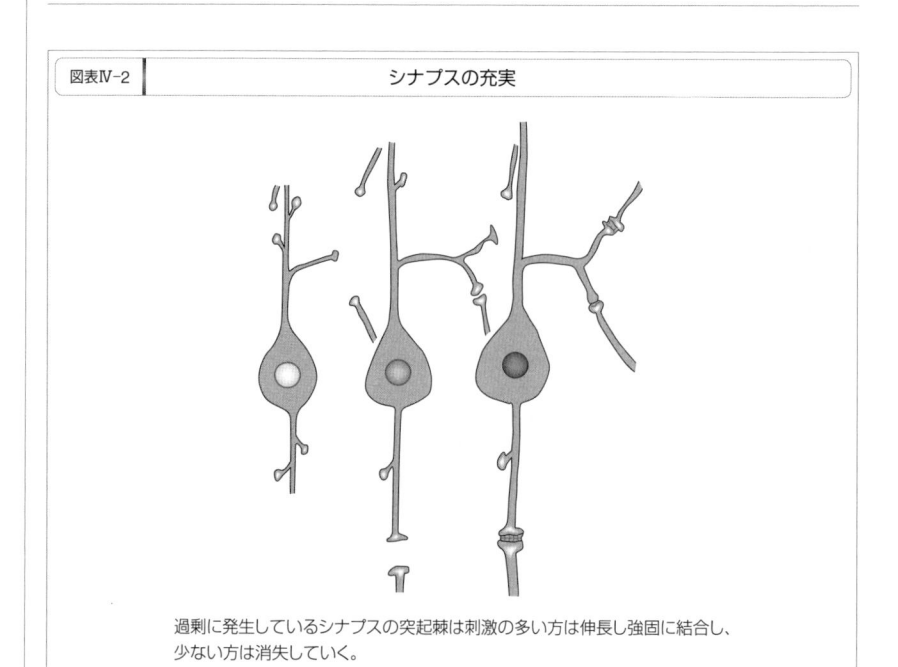

| 図表Ⅳ-2 | シナプスの充実 |

過剰に発生しているシナプスの突起棘は刺激の多い方は伸長し強固に結合し、少ない方は消失していく。

脳の再組織化にどう関与していくのかについてはまだ不明な点が少なくない。明らかなことは、刺激が特定の感覚系に偏ってしまうと可塑性での相互作用にゆがみが生じ、結果として認知の発達にゆがみが生じてくることである。感覚器からの刺激は平等に、自然に与えられることがもっとも重要である。ネグレクトのように極端な話しかけの少なさや、テレビ漬けで育てられた幼児にコミュニケーション能が育たないことは周知のことである。ヒラリー・クリントン(Clinton, H. R.)が述べた「2歳まではテレビを見せない」運動はこの点で正しい意見であろう。

　可塑性は乳幼児期にもっとも著明で、年齢の経過とともにその活力は弱くなる。また、可塑性は発生的に旧い組織ほど早く始まり終了し、新しい組織ほど遅くまで存続する。乳児期では一次感覚野やそこに近い連合野、皮質運動野、大脳辺縁系などでの可塑性が早く始まり、終了する。環境への適応の始まりである。可塑性に裏づけされた回路網の充実は次に後頭葉、頭頂葉、側頭葉の連合野へと進み、最後に前頭葉へと広がる。前頭葉での可塑性は一生に続いて維持され、再組織化も行われると考えられている。

1.3 髄鞘化

　情報伝達のスピード化は軸索の髄鞘化で進んでいく。髄鞘(ミエリン；myeline)を形成する主成分はタンパク質を含んだ脂質であり、髄鞘は筒状の外套で軸索を短冊型に覆いところどころに軸索を露出させていく。短冊型の電気的絶縁体は膜電位の興奮を跳躍的に走らせる。したがって髄鞘化の充実は神経伝導速度の速さに一致する。3歳で神経伝導速度は成人のほぼ70～80%の速さに達し、30～40ミリ秒で情報が送られるようになる。髄鞘化も脳の部位により差があり、前頭葉では20歳ぐらいまで髄鞘化は続くといわれている。軸索の髄鞘化はミエリン染色によって確認できる。図表Ⅳ-3は一次運動野における髄鞘化を伴った回路網の成長をゴルジ染色で見たものと脳重量の増大とを比較して図示したものである。2歳の脳組織は成人に近い組織像を示す。

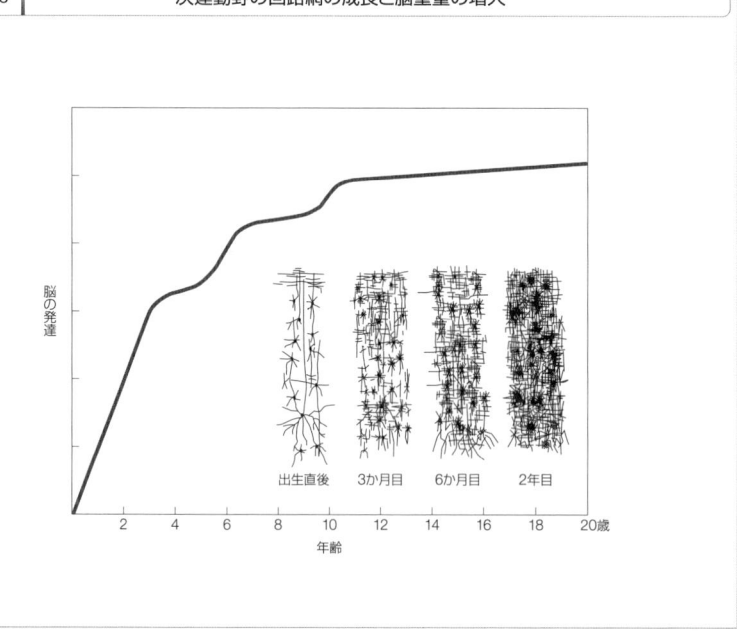

| 図表Ⅳ-3 | 一次運動野の回路網の成長と脳重量の増大 |

脳の発達

出生直後　3か月目　6か月目　2年目

年齢　2　4　6　8　10　12　14　16　18　20歳

2　感覚から知覚・認知へ

　感覚(sensation)とは、第Ⅰ章の感覚器で述べたごとく、感覚器の興奮が一次感覚野に感知される過程を指す。知覚(perception)は心理学で使われる用語で、入力された刺激を過去の記憶と関係づけて意識するものとされている。知覚は一次感覚野に入力された情報が二次感覚野を含む近接する連合野で過去の記憶と比較し大まかな判断に達する段階と考えられる[図表Ⅳ-4]。なお、誘発電位によれば音や光では刺激から一次感覚野のニューロンが興奮するまでの時間は50～100ミリ秒前後で確認される。知覚と考えられる潜時は200～300ミリ秒に陽性で認められる波形で事象関連電位とよばれる[コラム12, 92ページ]。

　一次感覚野と二次感覚野の違いは情報処理網の差にある。一次感覚野からの情報の送り先は限られており二次感覚野のみに送られその他の領域には送られていかない。一方、二次感覚野は左右の大脳半球をはじめ多くの連合野と連絡網を形成している。すなわち、一次感覚野の機能は感覚器からの延長

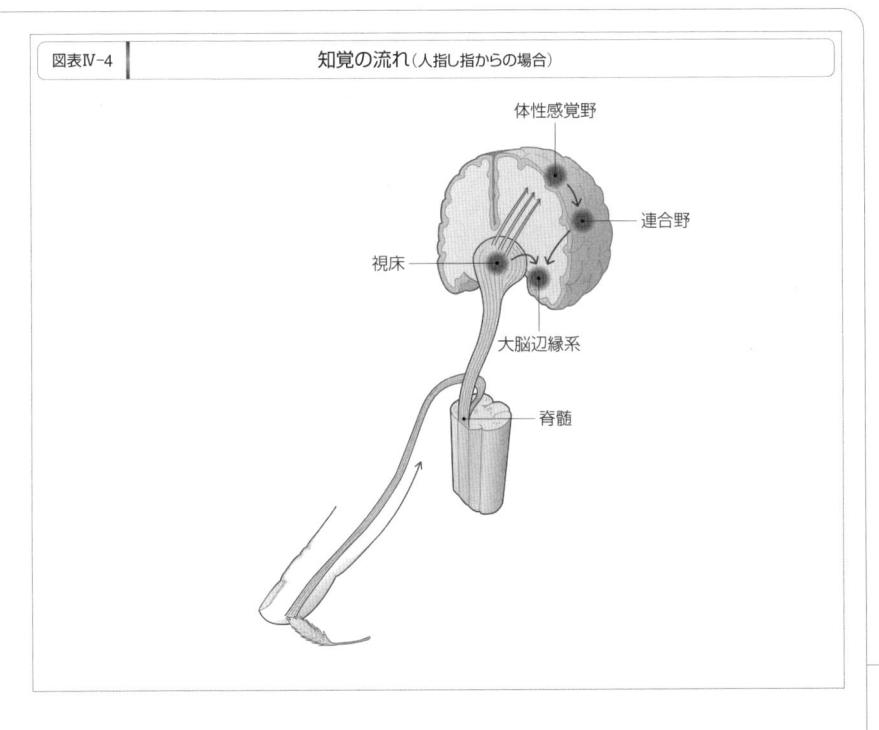

図表Ⅳ-4　知覚の流れ（人指し指からの場合）

体性感覚野
連合野
視床
大脳辺縁系
脊髄

線上にあり、二次感覚野は次に続く連合野との窓口（スタート）となっている。両者の皮質構造も異なっている（ヤコブレフ；Yakovlev, P. I. 1969）。神経生理学の立場でいえば、感覚とは一次感覚野までであり、知覚がその先を担当していることになろう。

　視覚判断について具体的に述べれば、外側膝状体から振り分けられた視覚刺激は[図表Ⅰ-20]、形や色を見る能力からスピードや奥行き、表情など3次元を見る能力へと発達する。3、4歳の子どもは図形をまだ直感的に見ているが、6、7歳になると図形の輪郭を追うようになり立体像が描け、学童期も10歳を過ぎると図形や絵を空間内のバランスとして特徴的にとらえ、字も枠内におさまって書けるようになる。感覚した情報を多くの関連する機能を統合して処理することになる。

　逆に、一次視覚野での視神経ニューロンは乳幼児期の光遮断に鋭敏であり、ある期間光を遮断すると視神経ニューロンの軸策は永久に伸展できない[図表Ⅳ-5]。聴覚についても同様であり、母音の感受期は乳児期にあり、多くの発生音はこの時期に修得されるという。皮膚や筋肉からの体性感覚も頭頂

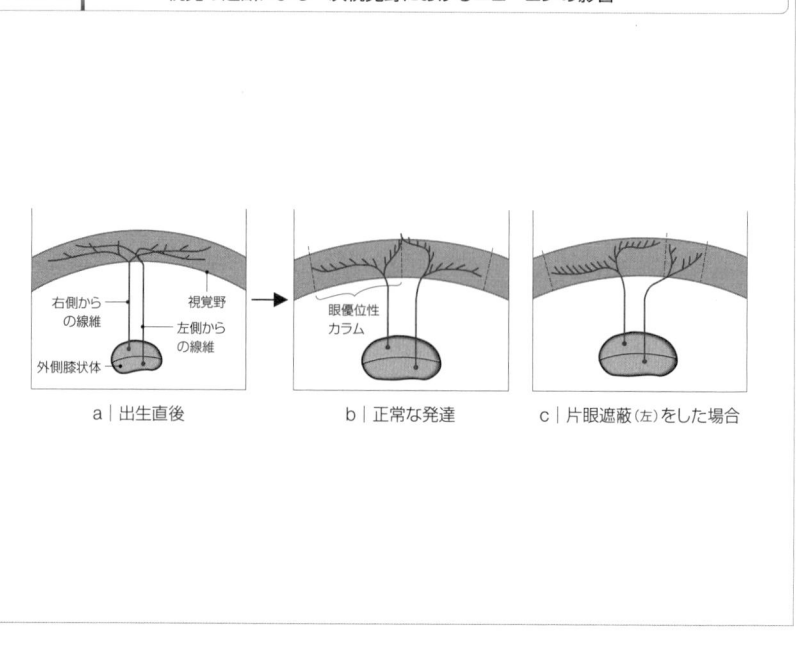

図表Ⅳ-5　視覚の遮断による一次視覚野におけるニューロンの影響

a｜出生直後　　b｜正常な発達　　c｜片眼遮蔽（左）をした場合

（ラベル：右側からの線維、視覚野、左側からの線維、外側膝状体、眼優位性カラム）

葉の一次感覚野と小脳、基底核に投影されていく。嗅覚と味覚の感受期も乳児期がもっとも高いとされている。食べ物の好き嫌いはこの時期できまるのであろう。

　それでは、知覚と認知（cognition）とは同じ概念であろうか。認知心理学をスタートさせたナイサー（Neisser, U. 1967）は、「認知とは感覚器への入力情報が変形、減少、精緻化、蓄積、回復されて使われる過程である」としている。神経生理学の立場で考えるならば、認知とは左右の頭頂葉、側頭葉の連合野において理解を行い、前頭葉を含めて思考、推論、計画、創造などの処理まで行っているといえよう。このように考えてくると知覚とは理解に近い段階といえる。

　乳児は10か月になると親と他人との顔を区別するようになる。すなわち、知覚だけでなく記憶も確認されてくる。3歳になると幼児の能力はさらに発達し、ごっこ遊びや模倣遊びなどが可能となる。この段階では幼児の機能は心的操作へと発達しており、知覚より認知となってくる。

　ピアジェは、知覚は感覚で模倣したものが運動体験などとの連合によって

学習するものとした。彼の認知理論の第1段階である感覚運動的段階（0〜2歳）である。彼は視覚と聴覚、視覚と触覚（体性感覚）の協応によって知覚が発達するとした。6か月ごろより始まる母親の声の模倣や顔・口の模倣は発語へと発達する。模倣による学習である。ピアジェはこの感覚運動的発達を模倣の成熟として①から⑥に至る6段階で示した［図表Ⅳ-6］。最終段階である1歳6か月を過ぎるころにはオモチャの電話で話すような表象的模倣にまで発達する。

　ピアジェの前操作的思考の段階（2〜7歳）は、シンボル化と複数の事象の関連性を理解する段階である。ここには聴覚からと視覚からの事象がそれまでは別々に知覚されていたものが言葉の操作と遊びからの記憶によって統合され、経験からの記憶を通して出来事や事物をシンボル化して理解できるようになる段階である。脳の中ではこれらは頭頂葉、側頭葉、後頭葉の機能を巻き込んだ総合的な知覚のレベルとなろう。もちろん、子ども同士のごっこ遊びは、次のステップである前頭葉を含めた能力へと発展することになる。

図表Ⅳ-6		ピアジェによる知能の発達理論	
1. 感覚運動的発達 （0〜2歳）	前半期 （0〜8か月）	①対象物・空間・時間・因果性の具体的特性の発見 ②繰り返しによってルールを見出し、個人的効率を上げる。	
	後半期 （8か月〜2歳）	③試行錯誤を行い、目標へ向けた探索活動を行う。 ④現象を洞察しようとする。 ⑤対象物間の一時的関連付けを行う（意味と名前の一致）。 ⑥環境から認知された新規の関連付けの模倣を行う。	
2. 前操作的思考の段階 （2〜7歳）	シンボリック期 （2〜4歳）	・対象物や活動をシンボルで表現するようになる。 ・対象物間の二次的関連付けを行い、積木を高く積み上げる。 ・シンボル遊びによる新しい動作パターンを作り出す。	
	直感的試行段階 （4〜7歳）	・出来事をシンボルで表すことができるようになる。 ・非可逆的な事象を思考する。	
3. 具体的操作の段階（7〜12歳）			
4. 形式的操作の段階（12歳〜）			

※ピアジェ. J, イネルデ. B, 波多野完治ほか訳: 新しい児童心理学, 白水社, 1969.を参考に作成

3 大脳を育てる意識と注意

　知能や認知の発達論でしばしば登場する意識、注意、記憶ということばの神経学的な理解は重要である。意識と注意は神経回網の効率化にとって必須の条件である。意識や注意を集中できない学習は効果があがらない。

3.1 意識

　意識（consciousness）は脳幹機能の上になり立つ。脳幹網様体賦活系（マグーン；Magoun, H. W. 1963）の機能である［図表Ⅳ-7］。この系は覚醒状態においてさまざまな感覚情報を大脳皮質に広く投射している。知覚、思考、記憶を支える生理機構である。

　網様体賦活系にはアセチルコリン、ノルエピネフリン、セロトニンなどの化学伝達物質が深く関与し、覚醒や睡眠時の生理機能をさまざまにコントロールしている。いずれも脳幹部のニューロンから、脳全体に広く放出されていく。

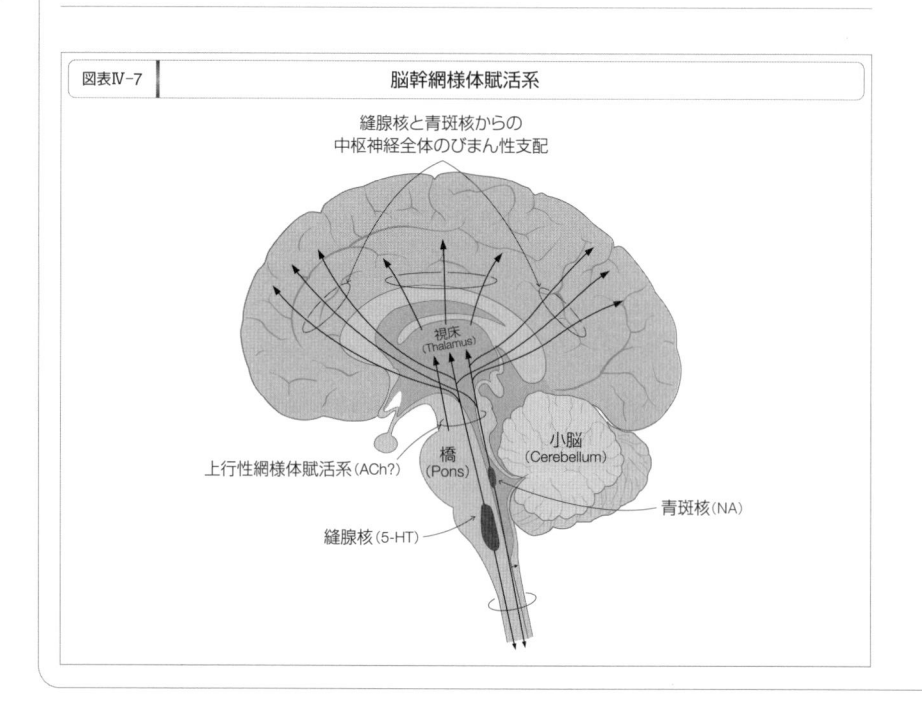

図表Ⅳ-7　脳幹網様体賦活系

縫腺核と青斑核からの中枢神経全体のびまん性支配

視床（Thalamus）
上行性網様体賦活系（ACh?）
橋（Pons）
小脳（Cerebellum）
青斑核（NA）
縫腺核（5-HT）

意識には、覚醒・非覚醒という水準的・質的意識と、能動的・感覚的意識がある。水準的意識とは意識の清明性であり、一方を覚醒(arousal)、他方を睡眠や病的な意識混濁(clouding of consciousness)とする。意識混濁の重症度は我が国では3-3-9度方式が、欧米ではグラスゴースケールが利用されている。もっとも重い意識混濁は昏睡(coma)である。意識の質の障害は、意識変容やせん妄(delirium)、もうろう状態(twilight state)などと表現される。

　もう1つの能動的意識は、感覚的、感情的経験とされ、網様体賦活系からの刺激を受けとめる側、すなわち大脳皮質連合野との相補的な機能である。自分自身の精神活動や身体活動に気づいている状態とされ、後に述べる意志や思考の底辺となる。意識的、あるいは自我意識(self-consciousness)とされる概念でもある。ここでの意識は次に述べる注意・不注意の機構や人格と重なる。

3.2　注意

　注意(attention)も脳幹網様体賦活系と関係する。注意とは、いくつかの認知や思考の1つに焦点を合わせ、それを明確にとらえることと定義されている(ジェームズ：James, W. 1980)。ノルエピネフリンとセロトニンなどの化学伝達物質は情動的なニューロンと関連しているため、注意は前頭葉と連動し意志・意欲につながり、注意集中(注意力)や実行性となる。なお、注意の集中には同じ化学伝達物質のアセチルコリンがかかわり、注意から実行への過程には前頭葉や帯状回でのドーパミンがかかわっていく(ルエダ：Rueda, M. R. 2004)。

　注意の集中が学習効果を高めることはいうまでもない。すなわち、興味への教育である。興味は面白いという情緒的なものと、そこへの注意と対応したいという意志・意欲につながる。好奇心ともいえる。キャッテル(Cattell, R. S.)は、この興味は対象へのダイナミックな固着であるという。興味の選択性、すなわち好き嫌いは欲求の満足感によって方向づけられる。ここでは教育や訓練のやり方、すなわち環境からの影響が深く結びつく。

　この興味を強める系、すなわち脳幹網様体賦活系を強め、かつ維持する化学伝達物質はサーカディアン・リズムによって産生される。光の減弱を視交叉上のニューロンが感知し松果体を刺激しメラトニン分泌を行わせる。これ

により脳幹網様体賦活系は活動を弱め、睡眠をリードし、レム睡眠によってノルエピネフリンやセロトニンなど化学伝達物質の調整を行う。逆に、ストレスの多さはこのサーカディアン・リズムを崩し、結果としてこれら化学伝達物質の産生を弱め、注意力の維持や意志・意欲、さらには記憶や運動機能を困難にさせていく。

なお、注意には選択的注意(selective attention)と呼ばれる特異な注意機能がある。大勢の中で雑多な会話音を無視し仲間と話しができる。また、遠くの話しの中に自分に関係する話しが突然に聞こえてくる心理学でいうカクテルパーティー現象である。この現象は視覚についても同様にみられる。このメカニズムは、注意の向けられる側面が強調され、他を弱める機構が神経系に無意識にバックアップ機構として存在するからだと説明されている。教師の話をざわつく教室で聞き取る力ともいえる。この現象は視床にある内側と外側の両膝状体の機能が関係していると考えられている。

4 大脳を支える記憶

記憶(memory)には、覚えこむ段階での記銘、覚えた内容を貯蔵している保持、保持された内容を思い出す想起がある。記憶力とはこの3つの統合的な機能を指す。記銘力は若い脳ほど強く、注意や興味を伴うほど長く残る。これは学習や習慣と深く結びつく［コラム10, 90ページ, コラム11, 91ページ］。

記憶を生理学的にみると、記憶はまず電話で聞いた相手の電話番号を覚えるような数十秒以内の短期記憶(即時記憶ともいわれる)で始まる。この記憶の中心は大脳辺縁系の海馬を中心に扁桃核や側頭葉内側部にある。この部位の障害は相手のことばを理解して会話を進めることを困難にする。短期記憶は固定化されて長期記憶になっていくが、固定化は繰り返される刺激、すなわちリハーサルによって時間をかけて行われる。記憶の固定化にはレム睡眠と情動反応の関与が大きい。レム睡眠期の混乱ではうつ病患者でみられるように記憶の固定化を困難にする。過剰なストレスが副腎髄質からノルエピネフリン、副腎皮質からのコルチゾール(cortisol)を過剰に分泌させ扁桃体の機能を弱めるためと説明されている。しかし、強い情動反応では心的外傷後ストレス障害(posttraumatic stress disorder；PTSD)のフラッシュバックのようにただ1回

の体験でも記憶を持続させることができる。

長期記憶は、手続き記憶(非陳述記憶ともいう)と陳述記憶に分けられる[図表Ⅳ-8]。

手続き記憶は身体で覚え込む記憶で、自転車乗り、泳ぎ、ゲームのルールなどで意識しないでも思い出すことができる。この記憶は感覚運動的であり、小脳や線条体に蓄えられていく。

陳述記憶はさらに出来事記憶と意味記憶に分けられるが、前者はエピソードに関連して記憶されるもの、後者は覚えているといった記憶で知的記憶ともよばれる。なお、数時間保持できる記憶を近時記憶とする考えもある。

また、記憶される量には限度もある。忘れてしまう情報は忘却(obliviscenceもしくは forgetting)とされる。エビングハウス(Ebbinghaus, H. 1885)は、記憶の保持量が時間とともに減少する曲線を忘却率として表した。忘却には生理的な忘却、心因による忘却、病的な忘却がある。後者の2つは健忘(amnesia)と重なる。健忘は海馬、扁桃核などの記憶障害を意味する。

特殊、かつ重要な記憶として作動記憶(working memory；ワーキング・メモリー)

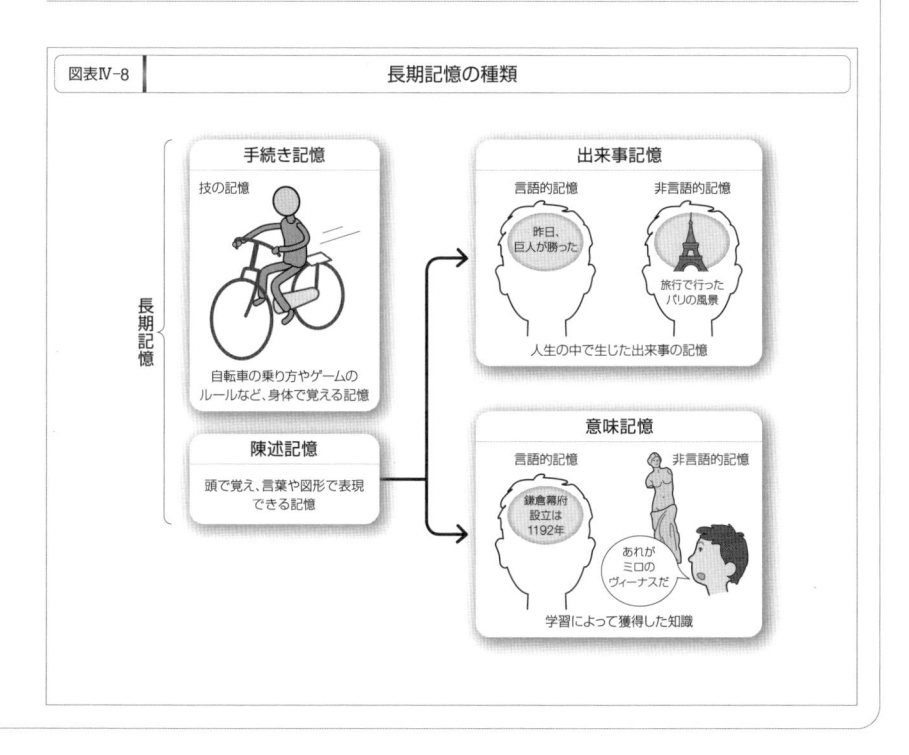

| 図表Ⅳ-8 | 長期記憶の種類 |

長期記憶
- 手続き記憶（技の記憶）：自転車の乗り方やゲームのルールなど、身体で覚える記憶
- 陳述記憶：頭で覚え、言葉や図形で表現できる記憶
  - 出来事記憶：人生の中で生じた出来事の記憶
    - 言語的記憶：昨日、巨人が勝った
    - 非言語的記憶：旅行で行ったパリの風景
  - 意味記憶：学習によって獲得した知識
    - 言語的記憶：鎌倉幕府設立は1192年
    - 非言語的記憶：あれがミロのヴィーナスだ

がある。作動記憶とは、ある課題を遂行するために必要な情報を自己の記憶から選択し、それを一時的に貯蔵し、目標に向けて考えを統合・処理し、課題への解決に向かう機能を指している。情報の一時的保持と情報の操作である。こころの黒板ともいわれる。この概念の提唱者であるバッドリー（Baddeley, A. 2002）は作動記憶を3つの構成要素で説明をしている［図表IV-9］。右脳を中心にする視覚空間系と左脳を中心にする聴覚系の情報貯蔵庫と目標に向けてそれらをまとめていく前頭前皮質の制御部門である。その部位はブロードマンの第46野とされ、意識や内言と関連する自己制御能の部位でもある［コラム10, 90ページ］。いずれも現在と未来を志向する機能であり、学童期から機能として開花しはじめる。学習の成果として表れる。

　なお、心理学では特殊な認知の機能としてメタ認知ということばが使われる。ある知識について、その知識の有無、確からしさ、検索利用の容易さなどで効率性を制御する能力とされる。子どもはこれを利用してより多くの知識を必要とする課題の処理を行っていくといわれる。メタ認知は作動記憶の処理機構と重なるところが多くメタ記憶ともいわれる。ピアジェの学童期に

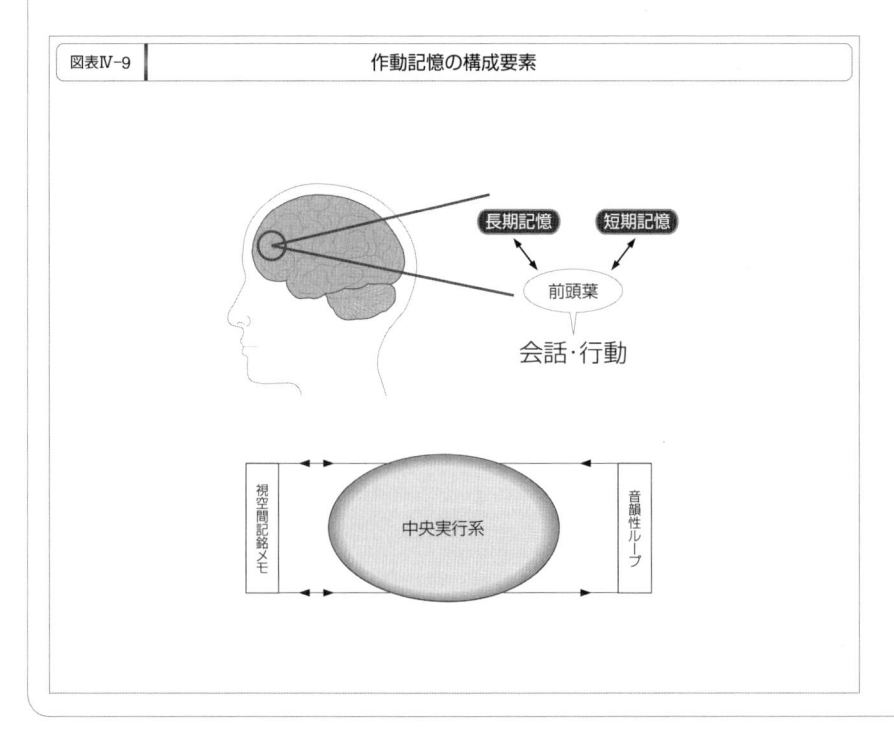

図表IV-9	作動記憶の構成要素

長期記憶　短期記憶　→　前頭葉　→　会話・行動

視空間記銘メモ　―　中央実行系　―　音韻性ループ

おける具体的操作での処理機構と関連する。

記憶の固定化に関するミクロレベルにおける神経生理学的研究についてはヘッブ(Hebb, D. O. 1949)による長期増強(long-term potentiation；LTP)の理論がある。これは記憶を固定するために必要な処理システムとされ、海馬歯状回ニューロンに特有な活動電位が数時間以上にわたり続くことで明らかにされた。この現象の神経病理学的変化としては、このLTPが樹状突起に小さな樹状突起棘(dendritic spine)を出現させることと関連していると考えられている[図表IV-2]。この変化は海馬だけではなく扁桃核、小脳などの神経細胞においても観察される。

なお、記憶と認知にかかわることばとして、知識(knowledge)がある。知っていることとされ、教育と学習により獲得されていく。学童期の知識は、幼児期の経験的で限られた知識から社会や自己を理解できる内容の濃い知識に発達していく。

5 情動の成長 ―適切なストレスの必要性―

情動とは、急激に生起し、短期間で終わる比較的強力な感情(feeling)とされる。情動と情緒は英語でともにエモーション(emotion)となる。情緒はより穏やかで雰囲気的な感情とも定義される。情動には気分(mood)などの関連する用語もある。感情は人が対象にいだく主観的な印象である。気分には気分高揚や抑うつ気分、質的にも多幸や感情鈍麻などのことばがある。

情動は年齢的にもっとも早く獲得されていく神経系の反応で動物的なものである。いずれも快、不快を基調に、喜びと悲しみ、苦しさと楽しさ、愛と憎しみなど相反する二極性に特徴がある。しばしば自律神経系の反応を伴う。情動や情緒は遺伝的な素質が環境との相互作用により育っていく。

ワトソン(Watson, J. B. 1913)は、情動の基本として怒り、恐れ、愛をあげ、これらは環境による学習とした。プルチック(Plutchik, R. 1962)は情緒の多次元モデルとして強度を加味し、強度が弱くなるにつれて境界があいまいになるとした。恐怖→おそれ→心配の流れや、激怒→怒り→当惑など強い反応から弱い反応への変化である[図表IV-10]。一方、ブリッジェス(Bridges, K. M. 1932)は、新生児から乳幼児での情緒の状態を観察し、新生児では興奮・苦痛、3か月

| 図表Ⅳ-10 | プルチックによる情緒の多次元模型 |

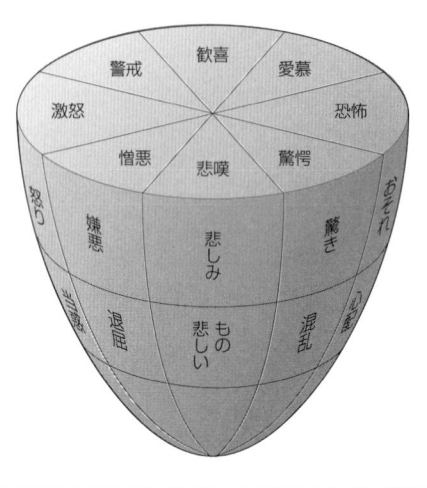

出典｜青柳肇ほか編：こころのサイエンス，福村出版，p168，1989．

で快・不快、怒り、6か月で嫌悪、恐怖、12か月で得意・親への愛情、15か月で子どもへの愛情、嫉妬を示すようになり、情動の種類は年齢とともに増大するとした[図表Ⅳ-11]。スピッツ（Spitz. R . A. 1956）のいう「3か月の微笑と8か月の不安」である。ボウルビー（Bowlby, J.）は、ヒトは人生の最初の2年間における親子の関係で情動的関係を築くと述べている。

　情動の形成は動物のじゃれあいと同じ過程で育つ。じゃれあいは親や兄弟たちからの刺激でスタートする。一般的に行われるのはくすぐりのような皮膚刺激である。子どもはこれに反応し、声を出し、笑い、視覚的な反応を併せ、行動で反応し、満足する。しだいにこのじゃれあいは遊びへと発展し、相手も内容も広がり、限定的なものから社会的なものへと広がっていく。

　この過程で学習されるものは幸福感や満足感だけではなく、上述したように怒り、不快、苦痛、恐怖などのマイナス面も体験していくことになる。この体験は情動の自己制御も発達させていく。適切なストレスによる情動の学習である。当然、情動の制御は幼い子どもほどできにくい。情動や情緒をうまく育てるには、環境との兼ね合いをどう学習させるのかが問われることに

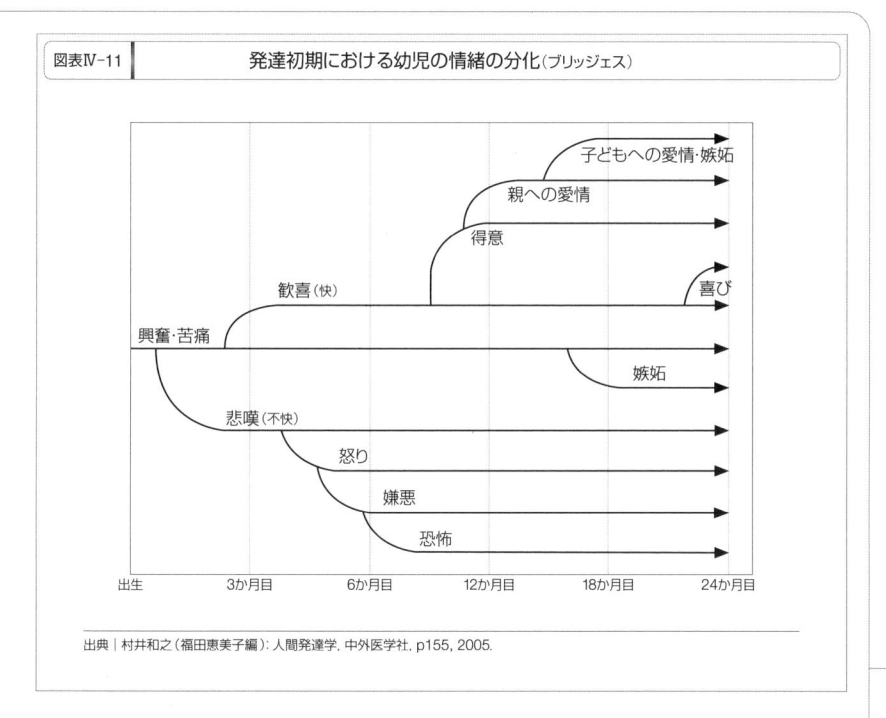

図表Ⅳ-11　発達初期における幼児の情緒の分化（ブリッジェス）

出典｜村井和之（福田恵美子編）：人間発達学, 中外医学社, p155, 2005.

なる。この情動制御は人生の長い期間を通してゆっくりと発達し性格へと発展する。年をとって角がとれたということばに端的に示される。

　情動は心理的であるとともにしばしば身体に生理的な変化を起こす。心理学では情動を起こす刺激をストレッサー（stressor；ストレス要因）という。セリエ（Selye, H. 1958）はストレスによる反応を「あらゆる要求に対して身体がとる非特異的な反応」とした。ストレス自体は必ずしも害ではないが、過剰であったり繰り返されることにより身体はさまざまに反応をするようになる。セリエはこの身体反応を警告反応期→抵抗期→疲労期にわけ、ストレスの大きさや長さによって生じる重症化の過程を説明した。ストレス反応には急性反応から慢性反応、急性反応後のある期間を過ぎて記憶の再現（フラッシュバック）が起きる外傷後ストレス障害（posttraumatic stress disorder；PTSD）などがある。

　このストレスに対処する制御システムについては歴史的にジェームズ・ランゲ（James, W. & Lange, C. 1884）、キャノン・バード（Cannon, W. B. & Bard, P. 1929）、パペッツ（Papez, J. W. 1937）などの説が知られている。ジェームズは、外部からの刺激は脳で知覚され、それが体内で生理的反応を起こすとし、キャノンは、

その刺激は視床を通り大脳皮質と視床下部に分かれ反応を起こすと述べた。パペッツは、情動のセンターを辺縁系と視床下部におき、情動的な反応は線条体へ流れる運動回路と大脳皮質へ流れる思考回路の統合された反応からなるとした。

今日では、この流れは五感からの刺激を脳が知覚することから始まり、帯状回や扁桃核などの大脳辺縁系と脳幹の青斑核や頭頂葉の連合野なども巻き込んで前頭葉を中心に総合的な過程で反応するものと考えられている。

この反応を生化学的にみると、ストレスには視床下部─副腎髄質のルート（自律神経系）からエピネフリン（epinephrine）やノルエピネフリン（norepinephrine）の分泌、視床下部─副腎皮質刺激ホルモン（adrencorticotrophic hormone；ACTH）のルートからグルココルチコイド（glucocorticoid）の分泌（内分泌系）が関与することになる[図表Ⅳ-12]。なお、長引くストレスは免疫系に影響し、感染の感受性を増加させる。成人におけるヘリコバクターピロリ（Helicobacter pylori）菌の存在と胃潰瘍の発症、グルココルチコイドの過剰分泌による動脈硬化への影響などが知られている。

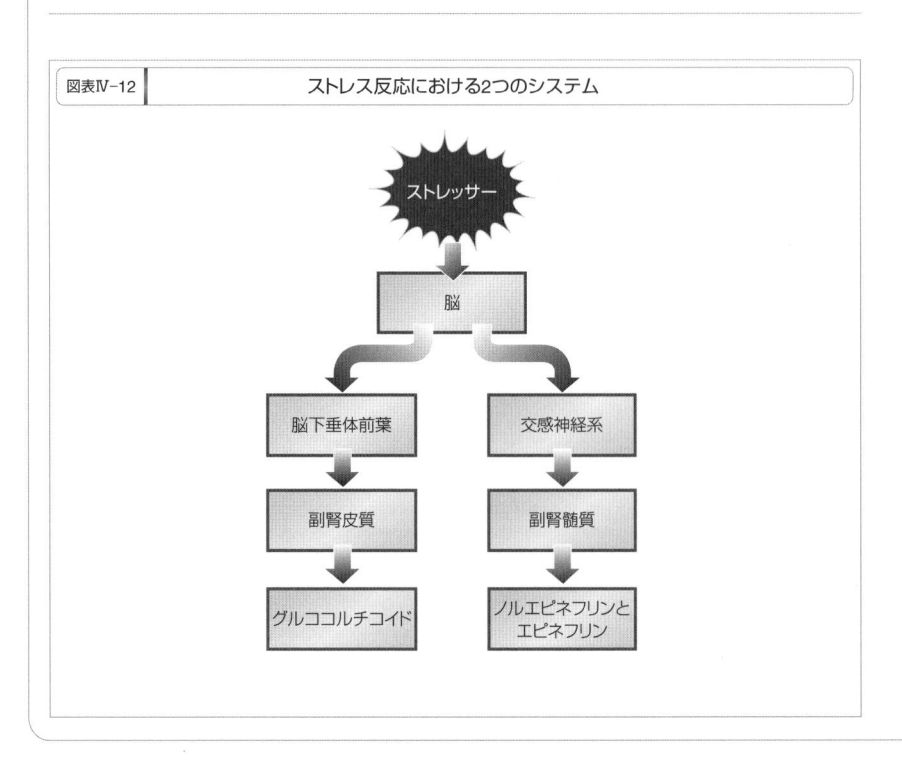

図表Ⅳ-12	ストレス反応における2つのシステム

```
                    ストレッサー
                         │
                         ▼
                        脳
                      ╱   ╲
                     ▼     ▼
                脳下垂体前葉  交感神経系
                     │        │
                     ▼        ▼
                   副腎皮質    副腎髄質
                     │        │
                     ▼        ▼
              グルココルチコイド  ノルエピネフリンと
                               エピネフリン
```

幼児や学童でのストレス不安には家族からの安全保証がもっとも重要である。海馬、とくにCA 3領域には、グルココルチコイド受容体が高密度に存在しており、長期のストレスは海馬ニューロンの樹状突起の成長を弱め、学習能力の低下を招く。動物実験では、よくハンドリングされた仔ラットほどストレッサーに対して血中グルココルチコイド濃度は上昇しないといわれる。盲導犬の幼犬育成にパピーウォーカーが存在する理由にもこの育つ環境の重要性がある。

　近年、情動に関係する神経ホルモンとしてドーパミン(dopamine)、サブスタンスP(substance P；P物質)、エンドルフィン(endorphin)などいろいろな化学伝達物質が明らかにされてきた。また、ストレスからの不安や抑うつを抑える薬として精神安定剤の開発も進んできた。ベンゾジアゼピン(benzodiazepine)は不安を和らげるエンドルフィンと同じ機序でニューロンの過剰発火を抑制し、SSRI(selective serotonin reuptake inhibitor)はセロトニン再取り込みを阻害する機序でストレス対応への効果を明らかにしている。

　なお、情緒は気質(temperament)にも近い。気質と性格については第Ⅴ章(パーソナリティの成長)と第Ⅵ章(こころや人格の発達)でふたたびふれる。

6　画像検査は何をみているのか

　1895年、レントゲン(Röntgen, W. C.)はX線の存在を明らかにしノーベル賞をうけた。X線のもつ物質透過性を利用したX線撮影法は画像検査法として100年ほどの歴史をもつ。血管内に造影剤を注入しながら脳血管造影法として動脈瘤や脳腫瘍などをみる検査としても発展した。しかし、ここでの映像は脳の画像ではなかった。1970年代からのコンピューターサイエンスの進歩は断層撮影として脳の断面をいろいろな手法を利用して撮影することを可能にした。同時に、コンピューターサイエンスの進歩は電気生理学的解析の進歩にも大きく関与した[コラム12,92ページ]。

6.1　CT(computed tomography；コンピューターX線断層撮影)

　X線の微妙な透過度の違いを視覚的に可能にした。水分と骨(石灰)が透過度としては両極端に位置する。脳占拠性病変、脳室拡大(脳萎縮)、石灰化病

変などをみる。皮質・白質のコントラストも確認できる。CT血管撮影も可能である。3次元撮影によりさらに詳細な画像が得られている。

6.2 MRI（magnetic resonance imaging；核磁気共鳴画像）

水素原子が電磁波に共鳴して出す反応エネルギーを測定し画像とする。タンパク質、脂質、水分などでの水素原子の含有差が画像化され、CT画像より白質と灰白質の組織コントラストを鮮明にみせる。血管内空の血流も造影剤を使わず映し出せる（MR angiography；MRA；MRアンギオグラフィー）。X線照射による人体への害もない。

6.3 fMRI（functional magnetic resonance imaging；機能的磁気共鳴画像）

MRIの技術を脳活動の測定に応用した。水素原子の動きを酸素代謝の動きとして利用し、脳の一部が血流の増加により活発に変化する部位を視覚的に明らかにしている。字を読んでいる部位を映し出すなどニューロンの活動している部位がわかる。記憶の確認にも利用される。

6.4 SPECT（single photon emission tomography；単一光子放射断層撮影）

体内に放射性同位元素を投与し体内放射能分布像をみる方法で、γ線放射核種を用いる。心理・精神的な疾患では脳血流量の変化が小さいため、この方法で変化の検出が行われる。

6.5 PET（positron emission tomography；陽電子断層法）

SPECTと同じく放射性同位元素を利用するがγ線ではなく陽電子RI（radio isotope；放射性同位元素）を利用する。炭素や酸素が使えるためドーパミンやセロトニンなどの化学伝達物質の動きなどもイメージ化できる。問題は施設の高額化である。

6.6 MEG（manetoencephalography；脳磁図）

頭蓋表面に認められるわずかの磁場がニューロン活動の変化に伴って変化することを利用した。事象関連電位のサインと類似するため時間分解能の解析に優れている。主としててんかん病巣の確認に利用される。弱点は脳深部

の解析が困難なことである。

6.7 NIRS(near-infrared spectroscopy；近赤外線測定法)

　近赤外線を頭蓋の上から照らし頭蓋内血液のヘモグロビンの変化をみて脳の活動変化をみる。NIRSは被験者への行動抑制が少ないため心理学的な研究にも利用されている。弱点は脳の深部の動きをみることが困難なことである。

　なお、CTを開発したハンスフィールド(Hounsfield, G. N.)、アンブロース(Ambrose, J.)、MRIを開発したラウテルブール(Lauterbur, P. C.)、マンスフィールド(Mansfield, P.)はともにノーベル賞を受賞した。

　図表Ⅳ-13は普遍的に撮影されるMRI像の水平断とそこに見える脳の部位を示した。

　図表Ⅳ-13-1は、図表Ⅳ-13-2以下の図が解剖学的にどの水平断面を撮影しているのかを線で示している。

　図表Ⅳ-13-2は、脳低部に近い面で、側頭葉、橋、小脳、眼球、内耳が見

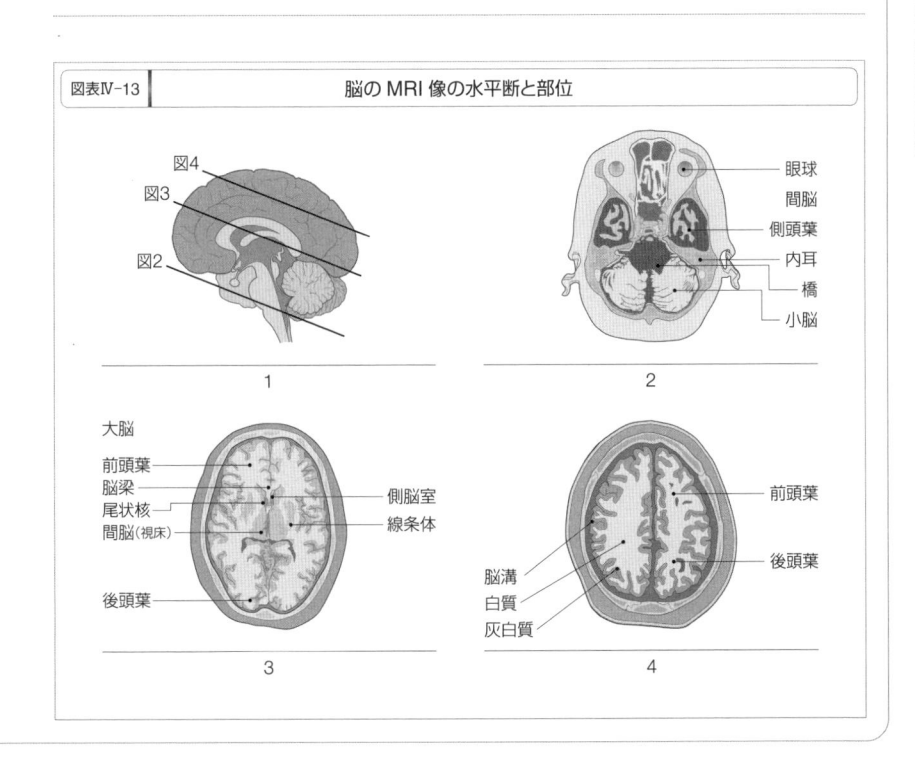

| 図表Ⅳ-13 | 脳のMRI像の水平断と部位 |

える。

　図表Ⅳ-13-3は、中央の水平断面で、大脳、脳梁、側脳室、間脳、基底核が見える。

　図表Ⅳ-13-4は、上部脳の水平断面で、大脳の白質と灰白質がわかり、脳溝が見える。

> **コラム10**　　　　　　　　　内言と脳の処理過程
>
> 　内言（inner speech）は心理学の用語である。自分の心に語りかけることにより思考を育てていく。4歳ぐらいの子が隣の子どもとトラブルを起こし、べそをかきながらぶつぶつ（ボクは悪くない）といって家に帰ってくる。これは内言の始まりとされる。ヴィゴツキーはこれを規範的言語とよび、思考を導くことばとしている。この内言は思春期以降になると口で表出することはなくなり、じっと考え込む行動になっていく。自分に向けてのことばである。ここで考え込んだ結果は思考として次の目的への内的意図となっていく。
>
> 　幼児期を取り仕切る脳は言語、理解、情動、記憶の領域を中心に処理されている。友だちとのけんか、その過程、結果の悔しさ、それらの記憶である。これらは後頭葉、頭頂葉、側頭葉を中心に処理されていく。思春期になるとこれらの情報は省略化され、イメージ的なものになり、過程や順序を考え、より高次の思考へと進む。記憶し、取り出す領域から目標に向かって思考する作業記憶が大きく関与する。すなわち、前頭前野の関与である。
>
> 　経験での理解や情動の記憶は自分と他人との違いを知ることになり、自分の存在や役割に目覚めることになり、性格を作り、こころを作る。

コラム11　読み・書きはいつから教えるのか

　ことばを人間が話すようになったのは4、5万年前、文字を使うようになったのは3千年前である。文字を使う前にことばがあった。逆にいえば、文字はことばの充実の上になりたっている。

　画像研究の進歩により文字を読む脳のメカニズムが明らかになるにつれて文字の前にことばの充実の重要性がアルファベットを使う国々で指摘されるようになってきた。表意文字と表音文字を使う日本で読み・書きのできない学習障害児が少ないことはこれらの論文の中でよく比較して取り上げられている。優位半球に強く依存するアルファベットでの学習と両半球を使って学ぶ日本文字の差である。

　しかし、我が国でも学習障害児は少しずつ増加しているようである。理由はことばの充実が子どもの脳で行われないまま学校教育が始まっているからであろう。

　文字を読むにはいくつかの条件がある。視覚領域だけでなく関連連合野の充実である。とくに文字理解のために言語領域と聴覚領域の充実、左右脳の機能的独立、そして、これらの回路網を結ぶ軸索の髄鞘化は必須の条件である。これらの領域での髄鞘化はとくに遅い。ゲシュビント (Geschwind,N. 1979) によれば読字にとって中心的な位置をしめる角回という領域の髄鞘化は、5~7歳までかかるという。左右脳の機能的独立も男児にとくに遅れている。

　将来にわたって書かれている文章の内容を正しく読み、意味深い文章を書くためには幼児期での豊富な遊びと親子の会話によることばの理解を十分に深めておくことが重要なのである。文字はこころを育てる。

コラム12　脳波はどう利用されているのか

脳波（electroencephalography：EEG）は1929年ベルガー（Berger, H.）によって開発された。その後、導出する部位を多くしたり、フラッシュ光を用いたり、終夜にわたり脳波を記録したりして脳の動きの研究が行われてきた。近年のコンピューターサイエンスの進歩は外からの刺激を繰り返し、それに合わせて脳波を重ね合わせることによってそれまでの脳波ではみえなかった反応波（誘発電位）を利用した検査法の開発となった。

音刺激を用いた聴性誘発電位（auditory evoked potential；AEP）、光フラッシュによる視覚誘発電位（visual evoked potential；VEP）、皮膚刺激を用いた体性感覚誘発電位（sensory evoked potential；SEP）などである。これらの刺激で現れてくる反応波はいろいろな解析研究によって脳のどの部位からの反応であるかも推測できる時代となった。臨床でもっとも利用されている検査は聴性脳幹反応（auditory brainstem response；ABR）で1,000 Hzのクリック音による難聴の検査法である。6ミリ秒ほどの潜時で現れる第5波が中脳からの反応として利用されている。

また、音や図形などで刺激の内容を変えて、その刺激の1つに注意を求めその数を数えさせていくと、たとえば2種類の音で行えば300ミリ秒ほどの潜時で陽性に大きくふれる波が現れてくることもわかった。この波は事象関連電位（event related potential；ERP）とよばれ、大脳皮質の知覚機能と関連した波と考えられている。図の上段は事象関連電位、下段は聴性脳幹反応である。

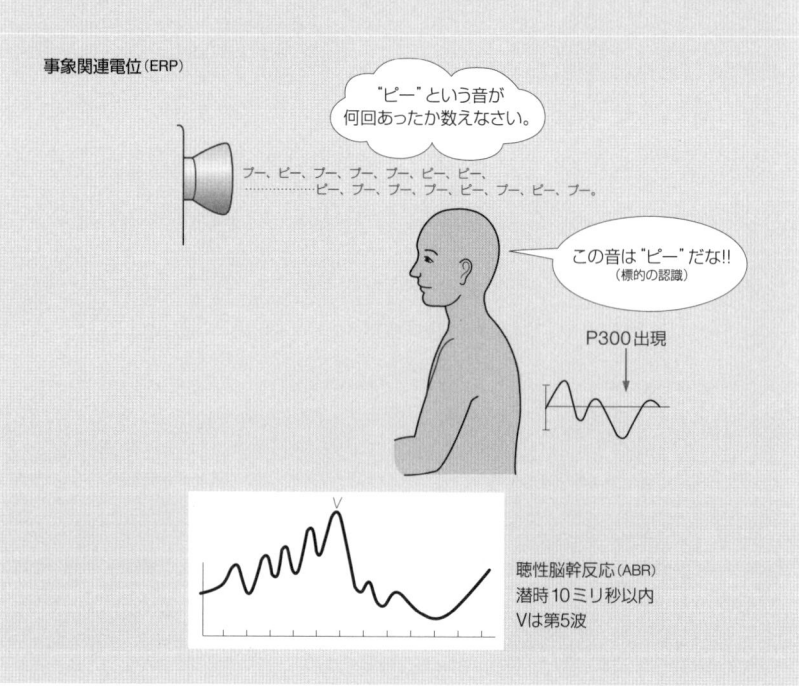

事象関連電位（ERP）

"ピー"という音が何回あったか数えなさい。

フー、ピー、フー、フー、フー、ピー、ピー、
……………ピー、フー、フー、フー、ピー、フー、ピー、フー。

この音は"ピー"だな!!
（標的の認識）

P300出現

聴性脳幹反応（ABR）
潜時10ミリ秒以内
Vは第5波

第Ⅴ章 学童期
理を学ぶとき

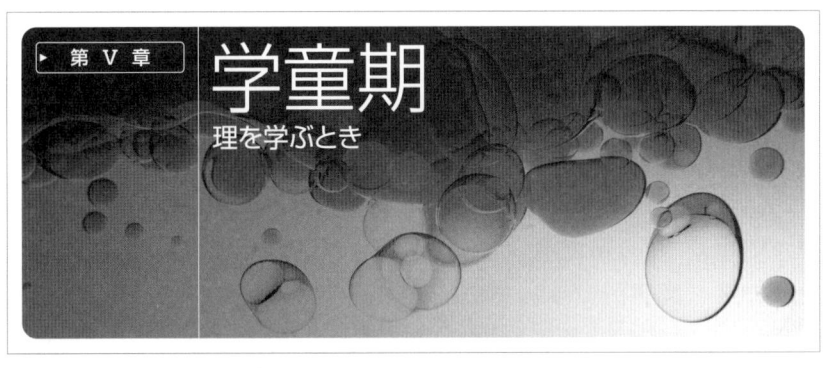

要約 　学童と児童とは同じ意味であり、小学生の時期に一致し6歳から12歳までとなる。英語では小学校を primary school, elementary school という。基礎的知識を学ぶ時期である。けっして「小」ではない。思春期に入る前段階であるが、学童期の後半には二次性徴が始まる。生物学的には大人の未熟な状態ともいえよう。

　成長の基準である骨の成長では手根骨の数の増加は終了し、骨の肥大化や軟骨の化骨化などで成長の評価が始まる。子どもの運動機能はダイナミックな動きが可能になり、いろいろなスポーツや音楽などを子どもは楽しむことになる。早期教育の開始である。リンパ系の成長も著しく、免疫系に関係する疾患がいろいろと顔を出す。

　発達では社会性と言語性に分けて発達を理解する年齢はおわり、両者を合わせて知能や知識として評価することになる。幼児期の「聞く・話す」から学童期は「読む・書く・計算する」へと進む。文章を読むことでこれまでの自分の経験や考えが比較できるようになり、自己を知り、理論という思考力を発達させる。脳の中では頭頂葉や側頭葉の連合野を充実させる時期ともいえよう。これらの変化は内容が運動より心理的なものへと重点が移っていくことを意味する。しかし、経験はまだ未熟であり、社会観は観念的である。

　キャンバスに描かれる絵がなんとなく全体像を見せてくれる時期ともいえよう。

　知能とは古くギリシャ時代のキケロ(Cicero, M. T.)によって作られたことばといわれる。知能の発達評価はフランスのビネーとシモン(Simon, T.)によって作られた知能テストに始まる。ビネーの考えは生活年齢と精神年齢ということばを作った。これはシュテルン(Stern, W.)による知能指数(intelligence quotient；IQ)という概念に

発展した。その後、知能の研究は因子分析という流れとなり、ついには知能とはWISCテスト(Wechsler Intelligence Scale for Children:ウェクスラー式知能検査)などの標準的な知能テストで示されるものという概念にもなった。

一方、19世紀後半になると発達心理学ではいろいろな学派が生まれた。アメリカの哲学者であり心理学者であるボールドウィン(Baldwin, D. J. 1895)は、知能の発達は調節と同化であるとした。調節とは順応性のある変化であり、同化とは環境からの影響による変化である。彼の理論は発達心理学の巨匠となったスイスのピアジェに大きな影響を与え、さらにロシアのヴィゴツキー(Vygotsky, L. S.)らの研究をよんだ。知能における認知の発達論である。

ここでは知能や認知を支える意識、注意、記憶、そして、こころの中心となるパーソナリティ(人格)の概念を理解していきたい。

なお、学習上の具体的コメントについてはコラム13、14、15を参考にしてほしい。

1 学童期の生理

学童とは小学校の子どもたちを指す。6〜12歳である。この時期は生物学的にはもっとも安定した時期で、6歳までに数を増やしてきた手首の小さな骨(手根骨)の増加は7個で終了し、これからは個々の骨が大きくなり、軟骨の化骨化が始まる。この時から運動では瞬発力、持久力、敏捷性、平衡性などの機能が上昇する。なお、手根骨の充実は指の巧緻性にもつながる。運動機能は巧緻性をまし、子どもはいろいろなスポーツや音楽演奏などに挑戦できるようになる。

また、乳歯は永久歯へと生えかわる。

学童期の終わりには二次性徴が出現する。二次性徴は11歳ごろより始まるが、女児の方が1年ほど早い。これに合わせて身長・体重の成長速度がスパートする[図表V-1]。

免疫学的にもリンパ系が急速な成長をみせ、全身性エリトマトーデスや多発性筋炎、ギラン・バレー症候群のような自己免疫異常による病気が始まる。

脳の変化では、幼児期にみられていた熱性けいれんは急速に収束する。て

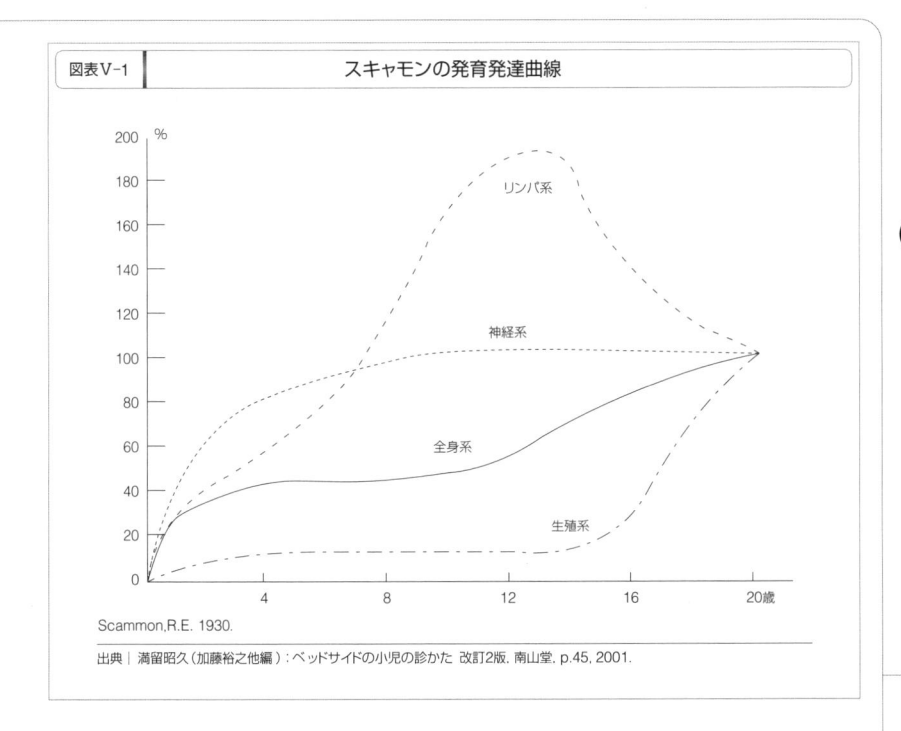

図表V-1 スキャモンの発育発達曲線

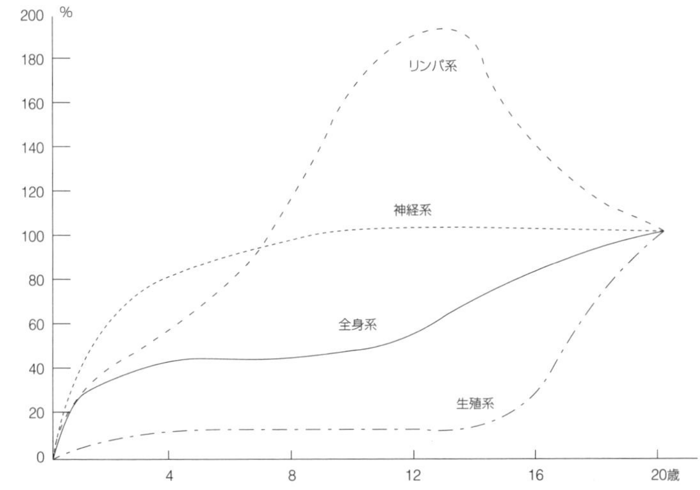

Scammon,R.E. 1930.

出典｜満留昭久（加藤裕之他編）：ベッドサイドの小児の診かた 改訂2版. 南山堂, p.45, 2001.

んかんの初発例がかわって増える。脳の興奮性には年齢的要因が関与している。この現象の解釈には不明の点が多いが、体内水分比率の減少やセロトニンやドーパミンなど脳内アミンのバランスが年齢とともに大人の脳に移っていくとする意見がある。脳重量の増大は10歳で終了し、神経系の変化は大脳皮質を中心に展開する。大脳連合野の充実である。とくに頭頂葉、側頭葉、前頭葉での新々皮質の成長である。思考力や意思・意欲の発達である。このような脳内の現象は12、13歳を過ぎてから始まり、統合失調症などの発症とも関係していく。

視覚系の成長では、3次元での把握や表現が可能となる。立体構造が書け、ジャンケンが日常的に利用され、飛んでくるボールのスピードが瞬時に判断できるようになる。鏡文字もなくなる。

運動系も同様であり、右脳と左脳での運動の分離が可能となる。右手を回せば左手も自然に動くミラー運動は消失する。ここでは小脳系が関与し、小脳に刷り込まれる運動系の向上は学童期から始まる。運動や技能などで早期教育の効果が認められる年齢である。

2 言語発達と自己意識

　模倣から始まる話しことばは、1次聴覚野に隣接する側頭葉のウェルニッケ領野(Wernick's area)で意味を理解することになる。この領域の充実は優位半球で目立ち、劣位半球でしだいに萎縮する。劣位半球のニューロンはプログラム死へと進む。人間の脳は左右どちらかが優位になり、言語や利き腕などで優位半球が機能化する。95％の人間は左半球が優位になるが、この優位半球の成立は10歳ぐらいからといわれている。逆に、10歳までに優位半球が損傷を受けても劣位半球が代わって機能を回復していく。

　ウェルニッケ領野で理解されたことばは、同側前頭葉の発語中枢であるブローカー領野(Broca's area)に運ばれ、ことばが作られる。両者を結ぶ領域は弓状束とよばれる線維束からなり、ここの障害は伝導失語とよばれる特異な話しことばの障害となる[図表V-2]。

　文字情報は網膜→外側膝状体→一次視覚野へと進み、そこから側頭頭頂葉

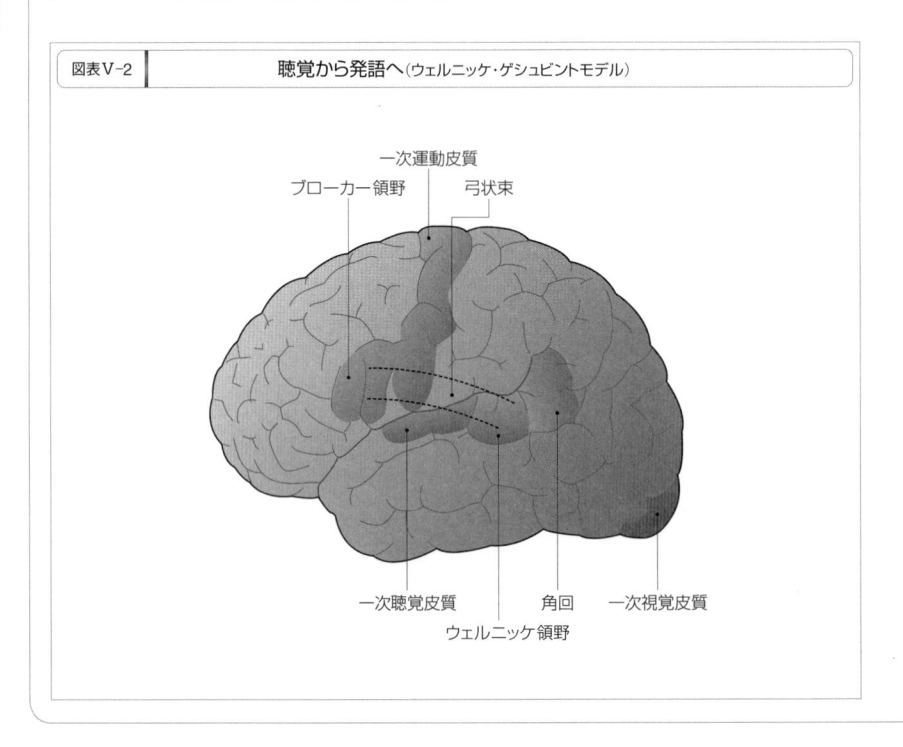

図表V-2　聴覚から発語へ（ウェルニッケ・ゲシュビントモデル）

領域,すなわち、左頭頂葉(優位半球)の縁上回をふくむ角回において文字を理解することになる。優位半球の側頭葉角回部は劣位半球に比して可塑性によって大きくなる。発達性失読症ではこの肥大が見られないと報告されている。なお、かな文字と漢字を読む脳の回路は異なっており、かな文字は視覚野から左の角回を通りウェルニッケ領野へ、漢字は右大脳半球の視空間機能を利用しながら左の側頭葉後下部からウェルニッケ領野へと伝えられていく[図表V-3]。かな文字は表音文字であり、漢字は表意文字である。文字によって脳の中を異なったルートを通り理解する我が国の文字文化は世界にも類がない。この独特な文字言語は学習障害(読字障害)が我が国で少ないことと一致する。

学童期になって子どもたちが文字を学び数の概念を知ると話しことば(speech)は言語(language)へと広がる。それまでコミュニケーションの手段でしかなかった話しことばは書きことばを学ぶことにより変質をとげる。幼児期でのことばには場面の共有が必要であったが、学童期のことばではその必要はなくなり、数、重さ、面積、体積、時間といった抽象的な概念がことばでも理解できるようになる。類推ができ、物の見かたに多面的な理解も可能

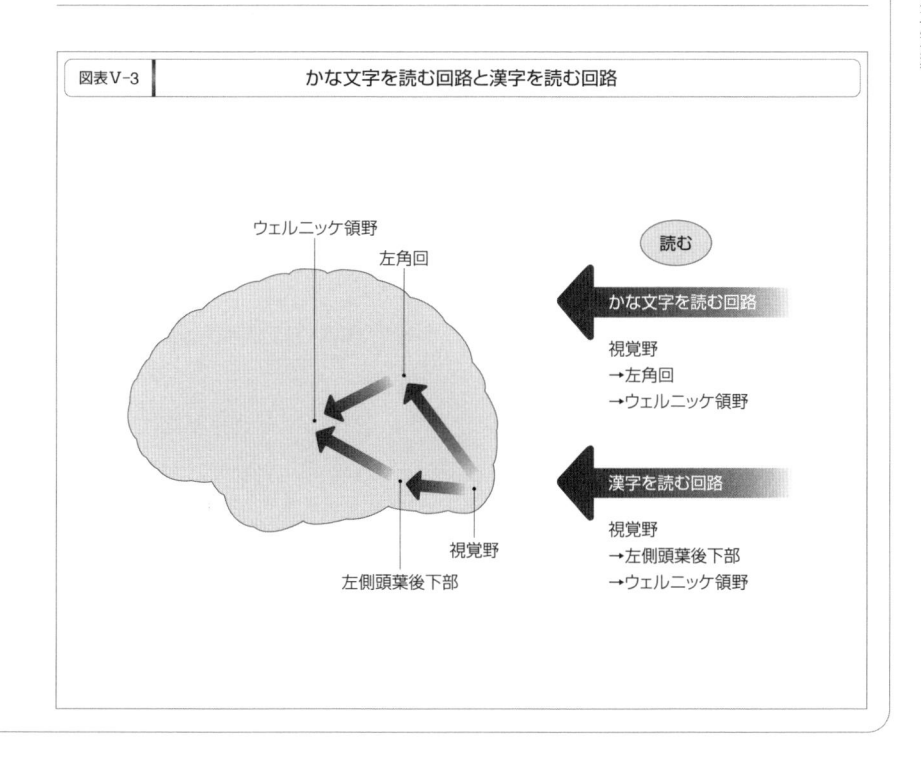

| 図表V-3 | かな文字を読む回路と漢字を読む回路 |

ウェルニッケ領野
左角回

読む

かな文字を読む回路

視覚野
→左角回
→ウェルニッケ領野

漢字を読む回路

視覚野
→左側頭葉後下部
→ウェルニッケ領野

視覚野
左側頭葉後下部

となる。ピアジェはこれを知覚の脱中心化とよんだ。具体的操作の段階である。事象を自己中心的に把握することから客観的に把握するようになる。知覚的思考から論理的思考への発達ともいえる。書きことばも見たこと、あったこと、経験したことの羅列から、感情の分析や説明、問題の論理的解釈など客観的な文章へと進む。

　このことは言語の質的発達であり、文章を書くことによって自己を理解するようになり、感情も自己中心的なものから共感といった社会的感情へと進む。交流の対象も親子関係から仲間関係へと移行し、親の判断や価値観より仲間との考えを優先するようになる。仲間との相互関係の中で自己の存在を認識していく。自己を意識するスタートである。同時に、良いことと悪いこと、誇りや恥、有能感や劣等感なども意識するようになる。結果、子どもたちには、この劣等感からくるこころの不安定感を自分でどう解決していくのか、意にそわない仲間関係をどう維持していくのかも問われてくる。少子化による交流体験の希薄化と親離れ・子離れの遅れと逆に親子の会話の不足は仲間関係を作りにくくし、トラブル、いじめ、不登校などの原因ともなっていく。

３　知能とその発達論 ―ビネーと因子分析論―

　知能(intelligence)ということばはギリシャ時代から使われながらその概念はあいまいである。ターマン(Terman, L. M. 1921)によれば、抽象的な思考を続行する能力、ソーンダイク(Thorndike, E. 1921)は真実や事実という視点に立って適切に反応する力とした。知能は18歳ごろまで直線的に上昇するが、その後は緩やかなカーブを描いて上昇する。

　知能と精神(mentality)は異なる概念である。精神には社会生活上での適応能力が含まれる。したがって、精神遅滞(mental retardation；我が国では"知的障害"となった)は知能指数と社会適応能力の両者で評価される。また、知能は学力(scholarship)とも異なる。学力は学業成績(achievement)に近い。もちろん学力の底辺には知能が関与する。

　この項では知能から論を進め、次に認知とこれを支える機能、さらに、これらのゴールとなる思考について述べる。

知能の研究を最初に行ったのはビネー（1905）である。20世紀の生んだ最高の評価技術といわれる。ビネーは精神遅滞児の評価を行う手法として小児科医シモンの協力を得て知能テストを編み出した。彼は知能の評価を、判断力、理解力、推理力、順応力、適応力、良識など一般知能とよばれる能力を中心に各年齢にふさわしい難しさで問題を作り、その問いへの正解力から精神年齢（mental age）という概念を作った。知能を因子で考えるスタートである。

　ビネーの死後、彼の知能論は英米の心理学者に大きな影響を与えた。スピアーマン（Spearman, C.E. 1927）は相互関係の因子分析から知能には2つの因子が存在するとし、知能を個々の知的活動に関与する特殊因子と全体の知的活動に関与する一般因子とに分けた。キャッテル（1971）は、知能には言語に対応する結晶性知能と非言語的推論に対応する流動性知能があるとした。また、ベルノン（Vernon, P. E. 1965）も因子分析にたって知能のモデルを提示した。彼の考えは知能をはじめて大脳病理学的な考えと相関させることになった［図表V-4］。また、ドイツの哲学者ヤスパース（Jaspers, K. 1919）は、判断力と思考力が知能の本質であり、記憶とは違った能力であるとした。その後も多くの心

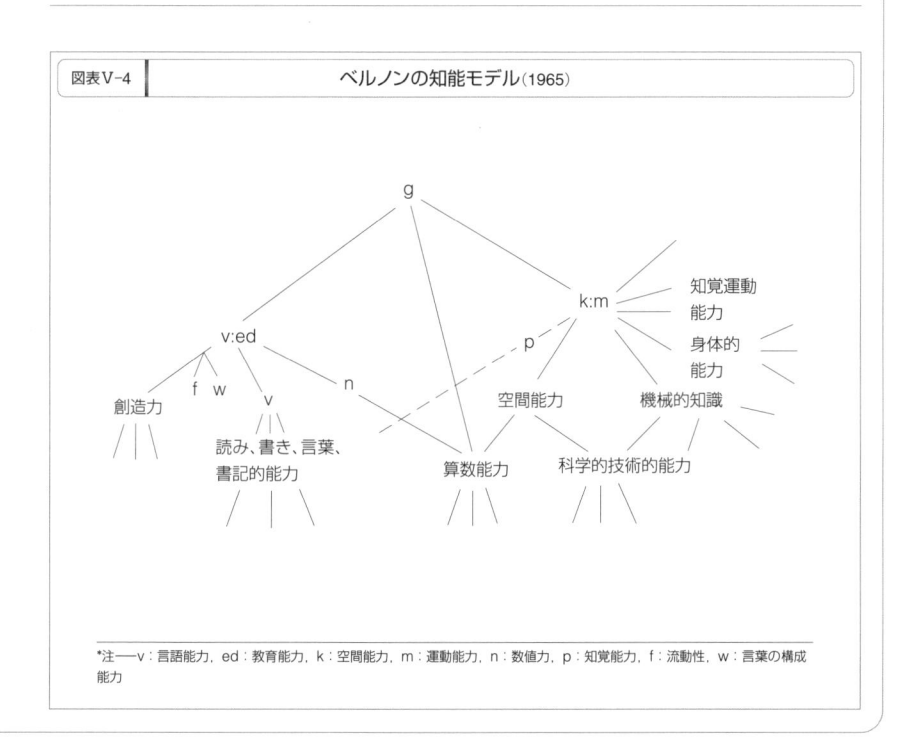

| 図表V-4 | ベルノンの知能モデル（1965） |

*注——v：言語能力, ed：教育能力, k：空間能力, m：運動能力, n：数値力, p：知覚能力, f：流動性, w：言葉の構成能力

理学者により知能の因子分析論が発表されていった。

一方、ビネーの考える知能は精神(mentality)に近い概念であったが、実用性の高さからビネーの考案したテストはシュテルン(Stern, W. 1912)によって知能指数(IQ；intelligence quotient)という考えへと発展した。生活年齢(月)を分母に精神年齢(月)を分子にし、100をかけた数値である。

$$IQ = \frac{精神年齢(月)}{生活年齢(月)} \times 100$$

その後、この問題は知的障害と精神遅滞の概念は異なるとする議論へと発展し、知能の標準的指標はIQの得点であるという抽象的概念へと発展することになった。

このような知能の因子分析論的研究は知能を収束的考えに重点をおいた評価とした。これはアルゴリズム(algorithm)とよばれ、因子分析論的知能研究の弱点ともなった。また、ジェンセン(Jensen, A. R. 1961)は知能の80％は遺伝によって決定されるとし、知能論を人種論と重ねてしまう社会的な問題とした。

その後、知能の概念は人生経験や学習的、感情的、宗教的・倫理的な考えの影響などから知性(intellect)や知恵(wisdom)というより高次の認識・認知能力へと進ませることになった。いま世界的に使用されている知能検査WISCを開発したウェクスラー(Wechsler, D.)は知能を「自分の環境に応じて目的に沿って行動し、合理的に思考し、効果的に処理する集合的またはグローバルな能力」と定義している。この点については第VI章でふたたびふれる。

今日、知能に関与する遺伝因子は350を超えるとされているが、その半数以上がX染色体上にのっているともいわれている。脆弱X症候群のような知的能力に関与するX染色体上でのDNAの存在も明らかにされた[コラム23、149ページ]。

4　認知とその発達論 ―ピアジェとヴィゴツキーの考え―

認知(cognition)とは知ること、すなわち、情報処理にかかわる精神活動とされる。知能がより心理学的であるのに対して認知は心理学的であるとともに神経生理学的でもある。しかし、今日、認知の概念は知ることだけではな

く、感覚器から入力・知覚された情報が変換、整理、単純化され、記憶に貯蔵され、必要に応じて再生、利用される全ての過程と考えられるようになった。知覚から判断に至る全ての情報処理過程であり、高次脳機能、すなわち記憶系を絡めた大脳連合野の総合的な機能とされている。これは思考とも重なってくる。

　一方、認知は刺激処理、反応処理、制御調整の3つの処理系からなる。学童期以降は反応処理と制御調整の発達する時期であるが、後者がより重要になる。この自己体制化システム（self-organizing system）がどのように発達していくかについては、エデルマン（Edelmann, G. M. 1992）の淘汰理論がある。彼は、遺伝因子により多様に作られた最初の機能が経験や学習により高度に洗練されたものに選択・淘汰されていくとし、その過程は学習のフィードバック機能との相互作用により発達していくと述べた。これは遺伝因子からの変動をより少なくし、より環境に適応していく過程とも理解され、ダーウィニズム（Darwinism）ともよばれる[図表V-5]。

　この複雑なシステムから単純で効率的なシステムへの選択にどのような神

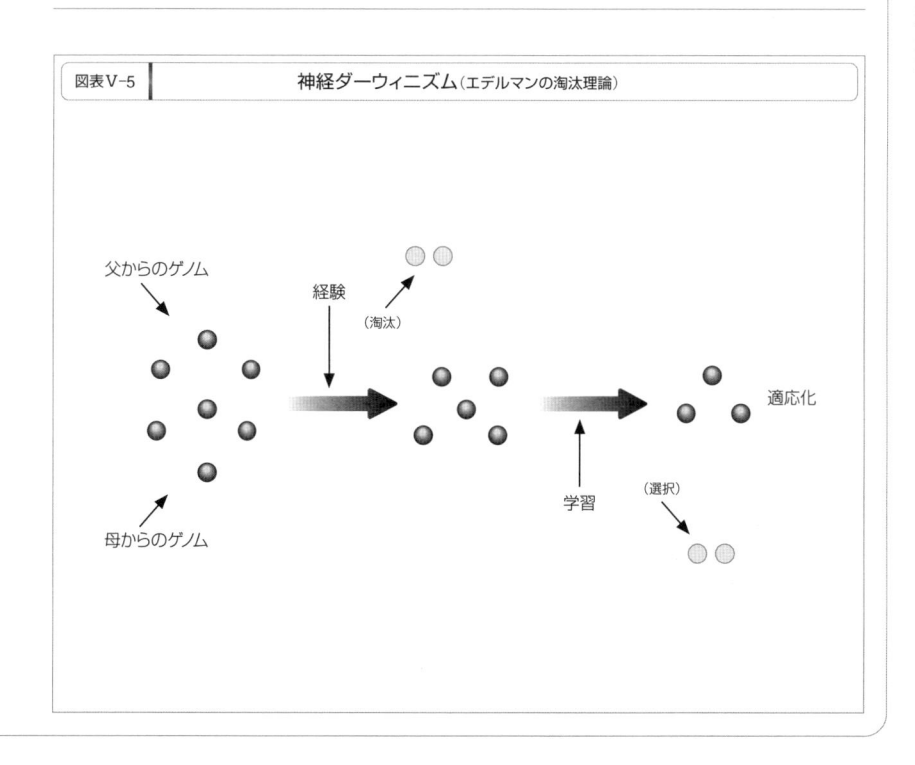

図表V-5　　　　神経ダーウィニズム（エデルマンの淘汰理論）

経生理学的、分子遺伝学的機構が関与して認知の発達が行われていくのかはまだ不明である。21世紀の重要な研究テーマとなろう。

　認知神経科学の研究は1970年ごろよりコンピュータ科学、画像処理や神経生理学、分子遺伝学などの研究で本格的に始まった。視覚認知では文字、絵、表情などの処理過程における脳内メカニズムが明らかにされてきている。聴覚認知では音とことばの認知で、読みだけでなく、文脈の認知や処理過程などについても研究が行われている。体性感覚からの認知では大脳辺縁系だけでなく基底核・小脳との関係で運動処理機構の研究が行われている。

　このような研究と考え方の変遷は、20世紀前半の包括的、因子分析論的に考える知能の研究を特定の発達現象に求める研究へと変革させた。知的発達の研究が言語と思考の発達を軸にして進められたのに対し、認知発達の研究は読み・書き・聞く・話すの学習に深く関係しながら、思考を生物的、文化的、社会的な能力の発達、すなわち情報処理の発達へと進めることになった。ピアジェ、ヴィゴツキーなどによる発達理論である。彼らは神経生物学的、精神医学的、社会文化的影響をうけ、知能の発達を認知面からの理解とした。

図表Ⅴ-6	ピアジェによる知能の発達理論(Ⅱ)	
1. 感覚運動的段階(0～2歳)		
2. 前操作的段階(2～7歳)		
3. 具体的操作の段階(7～12歳)		
	前半期(7～9歳)	可逆的事象を認識し、推測し、再構築する。 可逆的事象を理解し、要因の関連性を認識する。 局所的に通用するルールを作り上げる。
	後半期(9～12歳)	媒介された因果関係を認識する。 類似の事象のおきることが理解できる。 子ども間で了解できるルールを作り上げる。
4. 形式的操作の段階(12歳～)		仮説的認知・関連性(ルール)を考えつく。 より普遍的なルールを理解する。

※ピアジェ.J, イネルデ.B, 波多野完治ほか訳：新しい児童心理学, 白水社, 1969.を参考に作成

以下、ここでは2人の認知的発達論を概説する。なお、認知と認識(epistemia)はほぼ同義語であるが、後者はより一般的なことばと理解されている。

4.1 ピアジェの考え

ピアジェは、知能を認知の発達面から考えた。彼は、すでに述べたように発達のメカニズムを認識の獲得とし、感覚運動的段階(誕生～2歳)、前操作的段階(2～7歳)、具体的操作段階(7～12歳)、形式的操作段階(12歳以降)に分けた〔図表V-6〕。

第Ⅲ章で述べたように、感覚運動的段階は模倣により感覚したものが運動や体験により自己学習していく段階であり、ことばの獲得に重なっていく。

前操作的段階は幼児期の発達である。遊びの体験が集団的、初期社会的な体験で理解できるようになるが、まだ直感で対応していく直感的思考の段階である。

学童期に入って知能の発達は具体的操作段階へと進む。次に述べる作業記憶やメタ認知とよばれる機能により外からの刺激を理解し、保存し、行動できるレベルへと発達する。具体的操作段階の前半(7～9歳)では、子どもは文字を知り、数を知り、文章を読み、計算するという技法を学び、これらを利用し順序や分類の操作を可能にさせる。この時期での思考では子どもは社会相互の関係から自己と他者の存在や可逆的事象を認識・理解するようになる。勤勉性の意味を理解し、自己制御や自尊心がめばえてくる。一方で劣等感にも悩む。内的にも一貫した精神的操作が可能となり、理論的で、自分の足取りを逆戻りして考えることができるようになる。しかし、この時期の子どもは感情的にも行動的にもまだ自己中心的であり、その思考はまだ具体的な事象を必要としている。

具体的操作段階の後半、9歳を過ぎるようになると、これらも次第に対象を客観的に把握・観察できるようになり、因果関係を理解し、それらを文章として表現できるようになる。体験を通して獲得された膨大な認知のレパートリーをこころの中で確認する内言というフィードバック機構により類似の事象を理解する洗練された能力へと発達していく。

形式的操作段階は12歳ごろからで、子どもは思春期に入り、仮説からの抽象的思考が可能になる。「もし……ならば」である。ピアジェのこの形式的段

階は思考の発達ともいえる。より普遍的なルールを理解し、具体的思考から抽象的思考へと発達する。自分を多面的に理解でき、対象を主体的に把握し、反省や印象を表現できるようになる。

ピアジェは、この各段階で発達する過程を環境への適応、すなわち同化と調節という生物学的な考えで説明した。そして、子どもがこの環境との間で適応していく過程を均衡化(equilibriation)とよんだ。この考えは要素性を廃棄し全体を重んじるゲシュタルト認知心理学の流れでもある。なお、彼の理論に大きな影響を与えたのは生物学者ウォディントンのエピジェネシス(epi-genesis；後成的発生)という概念でもあった。発達は生得的、遺伝的なものを環境へ適応させていくとする考えである。ピアジェの理論が生物学の知識に大きく影響されていることが理解される。

しかし、ピアジェの考えには、彼の論にそって知能や認知の発達が順調に上昇できない子どもたち、あるいは、発達を回避したり、感情的に反発し退行的な行動を示す子どもたちの発達については必ずしも明快な説明は行っていない。また、形式的操作段階の次の発達段階についても考えを述べていない。

4.2 ヴィゴツキーの考え

ピアジェの発達理論に対峙する研究者として、同時代にロシアで研究を進めたヴィゴツキーがいる。

ヴィゴツキーは、パブロフ(Pavlov, I. P. 1923)の犬の実験による「学習は報酬と罰の条件下でおこなわれる刺激と反応の連合によって成立する」とした条件反射と当時のロシアの政治社会に影響され、文化・社会が言語の獲得と思考の発達に深く関係するとした。彼は、子どもの発達状態の評価では「成熟し見えている機能(現下の発達水準という)」だけでなく、「見えないが成熟しつつある機能、すなわち発達の最近接領域」を考慮せねばならないという考えを発表した。最近接領域とは、子どもが自力で解決できる領域のとなりにあって、適切な援助により解決できる可能性のある領域を指している。

また、子どもの記憶能は幼児期での遊び、学童期での学習、青年期での仲間との関係によって発達し、これらの社会的、外的相互関係が後に内的な思考の発達に進むとした[図表V-7]。

| 図表Ⅴ-7 | ヴィゴツキーのことばと社会性の発達理論 |

	〈乳児期〉	〈幼児期〉	〈就学前期〉	〈学童期〉	〈思春期〉
自律的ことば	…情動的交わり				
話しことば		…事物の性質の習得			
自己中心的ことば			…ごっこ遊び		
書きことば				…知識の習得	
外国語の学習					…自分さがし

出典｜柴田義松：ヴィゴツキー入門，寺子屋新書，p67, 2006.

　ヴィゴツキーの重要な理論は、就学前の幼児のことばが自己中心的なものからしだいに脱中心的になり発達するが、それは内言とよばれる自分のこころの中に語る方向で進むと述べたことであり、さらに、この対極として書きことばを位置づけたことである。彼は、この話しことばと書きことばは思考の発達で2つの道具として重要であるが、これらの発達の過程には個人により隔たりがあるとし、ここでの発達には大人の巧みな解決へのガイドが重要であるとした。この考えは学習という場面で教育がこの隔たりをどう取り持つべきかという問題を問うことにもなっている。子どもの思考を、今の活動水準に即して整理をしてやり、現実に即して問題処理をさせていく教育的働きかけの重要性を述べたことになる。

　ヴィゴツキーのもう1つの重要な点は、多くの心理学者がふれなかった障害児の教育に論を進めたことである。彼は、知的障害児における高次の機能不全はその子の一次的障害を根底にして多くが二次的な障害で生じているとし、二次障害への対策の重要性を強調した。そして、この子らへの指導は発達段階の上で能力的に近い段階にいる集団の中においてはじめて発達の可能

性が生まれてくると述べた。知的に遅れている子どもは、その子のレベルよりも少し高いレベルの子どもたちの中で生活させ、指導する理論である。

5 パーソナリティ(人格)の成長

　パーソナリティ(personality)とは日本語で人格となるが、パーソナリティは、個人を他者と区別する心理的特性の集合体とされる。気質・性格を合わせたものより広義の心理的、精神的、行動的特性を個人の総和的なものとして特徴づけるものである[図表V-8]。第Ⅳ章で述べた情動、情緒、感情の上に育つこころの第2ステップである。

　パーソナリティの神経科学からの実証はもっとも困難な領域である。ここでは歴史的な概念と発達的な立場からの研究をまとめ、現在試みられているパーソナリティの生物学的な研究を紹介する。

　気質(temperament)は個人の情緒的・感情的な個性を指すものとされる。古くより気質には多血質(明るい)、黒胆汁質(暗い)、黄胆汁質(怒りやすい)、粘液

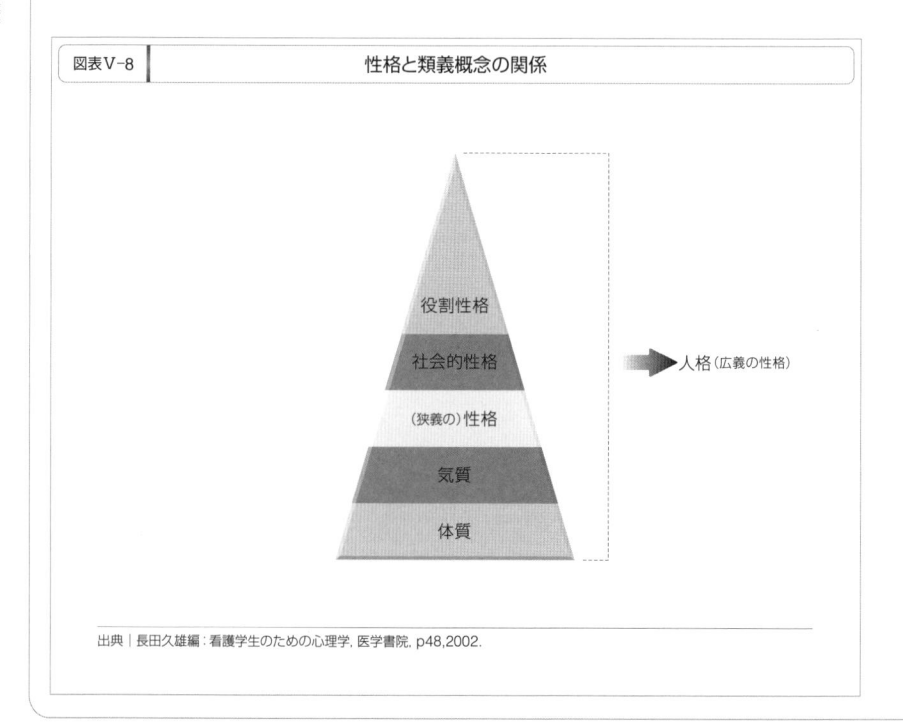

図表V-8　性格と類義概念の関係

（ピラミッド図：上から）
- 役割性格
- 社会的性格
- (狭義の)性格
- 気質
- 体質

→ 人格(広義の性格)

出典｜長田久雄編：看護学生のための心理学, 医学書院, p48, 2002.

質(冷静)の四つがあるとされ、遺伝的、生物学的概念で理解されてきた。ドイツの精神科医クレッチマー(Kretschmer, E. 1948)は、気質の底辺に体質(constitution)があるとして、同様にここに遺伝性を考えた。彼は精神障害の成因にはいろいろな背景が関与することを述べ、ストレスでの気質としての脆弱性を述べた。この考えはアメリカ精神医学会の疾患分類DSM-IVでの多軸評価の考えにも重なる。

性格(character)は気質と重なり合う。気質を性格の下位構造とみたり、性格より意志的とする考えがある。また、気質がより遺伝的であるのに対し、性格は発達過程で規定されていくものとする考えもある。性格については、因子分析に立つアイゼンク(Eysenck, H. J. 1963)による特性論的性格理論がある。個人の行動の中から習慣的に反応するものを合わせると性格は持続性、硬さ、主観性、差恥心、感じやすさに分けられ、それらは外向性・内向性という次元でまとめられるとした。

発達の面からはアメリカの児童精神科医チェスとトーマスの理論(Chess, S. & Thomas, A. 1973)がある。彼らは、子どもの気質として、活動性(運動が活発か否か)、周期性(食事、睡眠、排泄のリズムの有無)、接近性(初めての場所や人、食事への関わり方)、順応性(変化への慣れ)、反応の強さ(感情の表現)など9つの行動特性のあることを指摘した。この考えは思春期における自我同一性の形成される前段階としての意味をもっている。また、アメリカの心理学者ロジャース(Rogers, C. 1902-1987)は、健全なパーソナリティの発達は母親の無条件の愛、すなわち肯定的配慮から生まれるとし、自己実現化(self-actualizing)ということばを好み、人間中心セラピーという受容的カウンセリング法を確立した。

このような考え方は思春期における自我同一性が形成される前段階としての意味をもっている。学童期のパーソナリティはしつけと自我意識の発達との中間点として、あるいは交友関係や社会活動から効率的に学習されていく途上の時期として理解される。

性格や人格の神経生理学からの実証はもっとも困難な領域である。気質の遺伝性については、X染色体上の遺伝子が関与する可能性が報告されているが多くはまだ不明である。今日では性格をニューロン・シナプス受容体での分子機構の多型解析で関連性の分析研究が試みられたり、社会能(social brain)として表情認知の機構やこころの動きを大脳辺縁系と前頭葉前皮質との神経

ネットワーク機構として研究が進められている。

逆に、病的な人格は人格障害 (personality disorders) とされる。アメリカ精神医学会の DSM-IV-R はこれを「その人の属する文化から期待されるものより著しく偏った内的体験および行動の持続様式で、臨床的に著しい苦痛または社会的、職業的機能の障害をいう」と定義している。幼児期から発症し、認知、感情、対人行動に柔軟性を欠く。

立場によって日本語の人格と英語の personality の概念は微妙に異なる。心理学的にもパーソナリティという用語の使い方には慎重さが求められている。いずれにせよ、パーソナリティは、次章で述べる意欲、思考、創造性、道徳性の底辺にあってこころの基礎となる。

6 | 心理テストは何をみているのか

これまで述べてきた知能や性格、こころなどは目で見ることができない。脳科学も画像やミクロの世界、あるいは生理学的手法によって多くの成果をあげてはいるが社会を納得させるほどには至っていない。それだけにこころは不可解であり、なぞ的であり、不安に満ちる。昔からのシャーマニズムが星占いなどとして今も生きる理由でもある。

心理テストは、このような理不尽な混乱に少しでも社会が納得できるものとして可能な限り科学的、客観的な根拠の上に作られてきた。そして、それぞれの目的に沿って多くのテストが作られてきた。しかし、信頼性の点や使用上での煩雑さなどで満足できるものは少なく自然に消えていったものも多い。

心理テストは大きく知能テストとパーソナリティ・テストの2種類に分けられる。ここでは障害をもつ児・者で使用されるテストも含めて概説する。

6.1 知能テスト

もっとも世界的に高く評価されている知能テストはウェクスラー(1939)によって開発された知能テストである。年少用として WPPSI 知能テスト (wechsler preschool and primary scale of intelligence)、小児用として WISC 知能テスト (wechsler intelligence scale for children)、成人用として WAIS 知能テスト (wechsler adult intelligence scale)がある。たとえば、改定されたWISC-IIIでは成績は言語性検査（VIQ）と動作性検査（PIQ）に分けられ、それぞれに下位項目がおかれている。その上で全検査TIQが算出される[図表V-9]。

WISC-IIIの適応年齢は5～16歳である。統計的に算出されるWISCでの標準偏差SDは15であるので、±2SDを離れる場合に知的障害（IQ 70以下）もしくは優秀（IQ 130以上）となる。知的障害の程度では、軽度（−1SD～−2SD）、中等度（−2SD～−3SD）、重度（−3SD～−4SD）、最重度（それ以下）に分けられる。図表V-9は標準的な9歳児の結果である。

なお、中央値（IQ 100）の頻度は女児で高く、男児で低い。女児の頻度は中央値にまとまり、男児の頻度は両サイドに広がる。したがって、精神遅滞児（知的障害児）は女児より男児に多い。これはX染色体上にのっている知能に関連する遺伝子の相補性によって2本もつ女児と1本である男児の差によると説明されている。

その他では、より簡便なテストとして我が国では田中ビネー・テストが広く利用されている。しかし、この検査法はテストの内容に社会文化的な要素

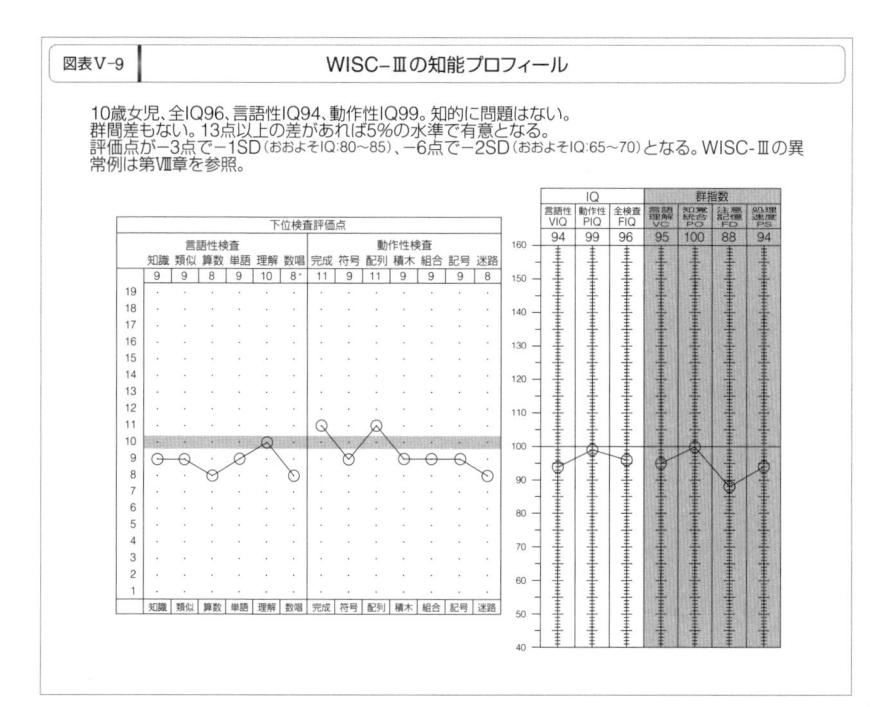

図表V-9	WISC-IIIの知能プロフィール

10歳女児、全IQ96、言語性IQ94、動作性IQ99。知的に問題はない。
群間差もない。13点以上の差があれば5%の水準で有意となる。
評価点が−3点で−1SD（おおよそIQ:80～85）、−6点で−2SD（おおよそIQ:65～70）となる。WISC-IIIの異常例は第VIII章を参照。

が多く、知能をみるテストとしては限界がある。

6.2 パーソナリティ・テスト

　パーソナリティ・テストは性格テストとほぼ同意語として用いられる。パーソナリティ・テストは、気質や性格、情緒性、社会適応性など知能面を除く個人の心理的、行動的な特性や傾向を検査する方法として利用されている。具体的には感情の状態、対人関係、動機づけ、興味や関心などとなる。

　人の気質や性格を心理学の手段である因子分析によって研究したのは、ギルフォード(Guilford, J. P.)、キャッテル(Cattel, R.)、アイゼンク(Eysenck, H. J.)といわれる。これらの研究から導き出されてきたテストが質問紙法と投映法となった。

　質問紙法については、1940年、第一次世界大戦で神経症的な兵士を見わけるために作られたミネソタ多面人格目録(Minesota Multiphasic Personal Inventory；MMPI)がもっとも標準的なものとされている。しかし、MMPIは心身の状態から生活、行動まで550項目の質問からなり、その実際性や妥当性の点で批判もある。対象年齢も15歳以上となっている。これに準じるものとしてWHOの基準に準じたGHQ精神健康テスト(日本版GHQ 60、GHQ 30)やMASテスト(manifest anxiety scale；顕在性不安検査)、また、我が国で広く普及している矢田部ギルフォード性格テスト(YG性格テスト)などがある。YG性格テストは抑うつや神経質などの12の尺度と情緒の安定性など6つの特性因子によって被験者のプロフィールを明らかにしようとしている。しかし、これらは簡便さの点ではよしとしても客観性、信頼性では問題点が残されている。また、年齢上での制限も残る。

　一方、あいまいな絵や未完の文を提示して被験者がもつ無意識の人格を把握するテストがある。投映法とよばれる。もっとも有名なテストはロールシャッハ(Rorschach, H. 1921)によって作られたロールシャッハ・テストである。左右相対のインクのしみ模様画が10枚の紙に黒灰色と色彩色で描かれ、それが何に見えるかと問いかける。何を見たか、どこを見るかでその反応を評価していく[図表V-10]。テストの理論性や妥当性への批判はあるが、すぐれた検査者による判断には高い評価が与えられている。

　その他、類似のテストとして文章完成テスト(sentence completion test；SCT)や

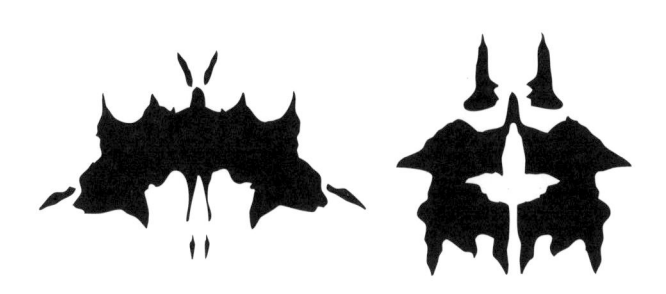

図表V-10　インクブロットテストの図版の例

被験者に1本の実のなる木を自由に画かせて人格特徴を分析・把握するバウム・テスト(baum test)などがある。これらのテストは幼児期から使用できる点でも利用価値が高い。しかし、これらは人格や性格に偏倚をもっていると推測される場合に利用されるテストであり、必ずしも通常の人間に行う性格傾向の検査法ではない。また、評価には知的障害など他の疾患との鑑別にも慎重でなければならない。

6.3 障害をもっている児・者での心理テスト

心理テストの大きな目的には正常範囲から明らかに逸脱している場合に、その内容の分析も必要となる。ここではそれらのテストとして利用されている主なものを概説する。

・ベンダー・ゲシュタルト・テスト(Bender gestalt test；BGT)

ベンダー(Bender, L. 1938)によって開発された図形模写のテストである。図形の模写がどのくらい適切に書けるかを見る。視覚→動作での機能を見る。発語を必要としない点が特異的である。知的な面、無器用な面からの

影響を考慮する。5〜10歳の子どもを対象にする。
- ベントン視覚記銘テスト（Benton visual retention test；BVRT）

　ベントン（Benton, A. L. 1945）によって開発された視覚からの記銘力をテストする。頭頂葉・後頭葉の機能障害をみるテストとされている。8歳以降の年齢で使用する。
- グッドイナフ人物画知能テスト（Goodenough draw-a-man intelligence test；DAM）

　グッドイナフ（Goodenough, F. L. 1926）により聴覚・言語系に遅れをもつ子どもの知的機能をみるテストで、人物像を画かせることでみる。3〜10歳の幼児・児童に使用する。
- ITPA 言語学習能力テスト（illinois test of psycholinguistic abilities）

　ヒトが情報を受け取り、それを解釈して、他の人に伝える過程を検査する。学習障害やことばの遅れのある子どもたち（3〜10歳）に用いる。脳の情報処理機構を見る検査として注目されたが、言語系（聴覚→発語）と非言語系（視覚→動作）で知的問題がきれいに分けきれていない欠点があり、また無器用、多動などの影響がある。
- フロスティッグ（Frostig, M.）視知覚発達テスト

　5種類の項目により視覚からの認知能力を評価する。聴覚障害、脳性麻痺、知的障害、学習障害などの子どもたち（4〜8歳）が対象となる。しかし、ここにも視覚だけでなく高次の脳機能障害が結果に影響してくる内容がある。
- K・ABC（Kaufman assessment battery for children）

　情報を連続的、時間的に分析処理をする能力（継次処理尺度）と情報を空間的に処理する能力（同時処理尺度）、それを合わせて認知処理過程尺度の3点で評価する。別に、教育尺度として習得度尺度が提示される。2歳6か月〜13歳までが対象児となる。軽度の学習障害児の評価にとっては比較的に簡便で情報量も多い。
- S-M 社会生活能力テスト

　精神遅滞（知的障害）は WISC-III で示される結果と社会生活での能力結果とを相互に確認することによって評価される。社会的知能指数（social quotient；SQ）である。IQ と SQ での結果が －2 SD 以下の場合に精神遅滞（知的障害）となる。内容は、身辺自立、移動、作業、意思交換、集団参加、自

己統制の6項目で年齢に応じてレベルが高くなるテストであり、乳幼児から中学生の年齢が対象となる。

コラム13　　　　　　　　学習(learning)と習慣(habit)

　ギリシャの哲学者アリストテレス(Aristotles)は「ヒトは生まれつきと習慣とロゴス(logos)によって有徳な人間になる」と述べた。生まれつきは遺伝、ロゴスはギリシャ語で言語を意味する。習慣とは心理学では特別な方法で振舞う慣わしという。
　「習うより慣れよ」ということばもある。学習での習慣化である。反復することで学習効果はあがる。代表的な記憶の学習には算数での九九がある。反復は試行錯誤でもある。すでに述べたソーンダイクやパブロフによる条件づけから、スキナー(1933)は自発的な行動への報酬(ほうび)、すなわちオペラント条件づけという情動と学習の相互作用による効果を理論化し、教育手法とした。「目標を明示する―行動させる―正しい方向の場合にほうびを与える」の3段階訓練法である。
　学習と記憶は硬貨の裏表の関係とされる。どちらも経験(刺激)に対して脳の機能を変化させていく。学習は経験を理解・記憶し、獲得する過程を中心とし、記憶は経験を貯蔵し、想起することと関係する。この貯蔵の機構には両側内側頭葉(海馬傍回、扁桃体、その周囲の皮質)の機能が深く関係し、想起には前頭葉の機能が加わる。
　教育評価では貯蔵する長期記憶に比重をおいて評価する考えと想起するワーキングメモリーに比重をおいて評価する考えがある。前者は従来からの因子分析論に立つ我が国の評価法であり、後者は認知論に立つ。下の比較を参考にしてほしい。
　なお、学習の効果をあげるには意識の集中、すなわち選択的注意の関与も重要とされる。興味である。興味は経験を豊かにし、理解力を深める。教育の技術的な面となる。短期記憶の固定化には本文にもあるとおりレム睡眠(サーカディアン・リズム)の維持と過剰なストレスからの回避も重要となる。

	主な能力	理論	評価法	主となる脳	創始者
知能	分析能 処理能	因子分析 統計処理	アルゴリスティック (収束的)	側頭葉・頭頂葉 ＋(前頭葉)	ビネー (Binet, A.)
認知	思考能 創造能	全体性 情報処理	ヒューリスティック (拡散的)	前頭葉 ＋(側頭葉・頭頂葉)	ヴェルトハイマー (Wertheimer, M.)

コラム14　睡眠と記憶

　睡眠にはノンレム(Non-REM)睡眠とレム(REM)睡眠があることは第Ⅱ章で述べた。記憶については短期記憶と長期記憶があることを第Ⅳ章で述べた。

　睡眠によってヒトの記憶は固定化する。睡眠は短期記憶を長期記憶に移行させているからである。しかし、運動練習のような手続き記憶では短期記憶が困難でありながら睡眠によってその成果は大きく向上することがわかっている。最近の研究では、小脳のプルキンエ細胞(Purkinje's cell)にこの固定化の行われていることが明らかにされた。これは筆記学習とも関係する。

　陳述記憶はまず海馬内でまず短期記憶として記憶されるが、時間の経過とともに大脳皮質へと移行する。陳述記憶の固定化にはノンレム睡眠が大きく関与することが確認されている。睡眠には昼間の学習で溜まっている無用な記憶の整理・排除も重要な要件であるらしい。

　記憶は記銘─保持─想起によって成立する。脳科学の立場から云えば、記憶には保持と想起の間に固定化というプロセスが必要であり、この固定化には睡眠が深く関与している。学習を反復する効果はこの固定化が再固定化されることであり、ここにはサーカディアン・リズムの制御下でアセチルコリン、セロトニン、ノルアドレナリン、ドーパミンなどの神経伝達物質が関与する。

　また、睡眠の効果についてはワーキング・メモリーによる遂行能力はノンレム睡眠とレム睡眠の協調により向上することが明らかにされてきている。

コラム15　英語の学習はなぜ難しいのか

　言葉のもっとも基本となる音は音素(phoneme)とよばれる。その国で使う言葉には平均して30ほどの音素が使われているといわれる。日本人はRとLとを区別する音素をもたない。日本語にはこれを区別する必要性がないからである。このRとLを区別する能力の有無はRとLを聞かせ、350msecでの事象関連電位の有無で区別できるとされる。日本人において、この波形は乳児期には認められているが、12か月をすぎると失われていくようである。第二外国語を勉強する日本人にとってこの消失は英語学習で決定的なリスクとなる。

　さらにことばの臨界期を過ぎた10歳以降の日本人にとっては幾何学的、感情的要因も含まれる英語の学習は劣位半球の右脳の協力も必要とする。その上、書きことば（文字）と文法で英語を勉強する日本人にとって、文字と発音が一致しない英語は少なくない。Goodはグッドであり、ゴートとは発音しない。この差の少ないイタリア語やスペイン語などラテン系のことばは英語よりやさしいとはよく聞かされる。結局、外国語は「習うより慣れよ」なのであろう。

　しかし、利点もある。日本語のかな文字では文字と発音はつねに一致している。これは英語圏で多い読字障害が日本で少ない理由にもなる。

第Ⅵ章 思春期
自らを見つめるとき

要約 思春期と青年期は区別し難い。前者は性的成熟との関係が深い。英語でも前者は puberty、後者は adolescence と区別される。

年齢的には12歳ごろより25歳までとなる。身体的には二次性徴の開始から長管骨における骨端線の閉鎖で終結する期間である。人生の中でもっとも身体的能力の充実する時期である。幼児期に続く人生の中で激動の時でもある。

心理面では子どもと大人の中間にあって心理・社会的適応に苦労する時期でもある。スタンレー・ホール(Stanley Hall, G.)は嵐とストレスの時代と表現している。社会的適応として発達してきた知能や認知力が道徳心や良心、愛やいのちという倫理的、心理的な問題で悩む年齢となる。性の発達に伴う精神的不安定とエリクソン(Erikson, E. H.)のいう自我(自己)同一性の確立に悩む時である。生物学的成熟と精神的・文化的成熟との開きの時である。このゆがみの解釈にはフロイトやユング(Jung, C. G.)の考えが大きく影響する。

思春期での知能や認知の発達は社会・文化的適応へ変化を求められることになる。ここではこころや人格の発達がもっとも適切なことばとなろう。個人の意識が問われる時期でもある。すなわち、意欲と思考、創造性、逆にいえば、道徳性と責任感の発達である。学童期が頭頂葉や側頭葉連合野の成長であったのに対して、思春期は前頭葉連合野の成長のときである。

キャンバスに描かれた絵にたとえれば絵の輪郭がほぼ完成し、完成した絵をうかがわせる。

一方、思春期のひずみには神経症やうつ、統合失調症などの発病がある。こころの病気である。死亡統計では15〜19歳での1位は不慮の事故、2位は自殺となる。身体的成長と心理的発達の相克の時ともいえる。

思春期の行動を理解するには、生育歴を含めた身体的背景、精神心理的な背景、

表現されている行動分析の3点からの解釈が重要となる。

1 思春期の生理

　思春期は身長、体重の増加が著しく、二次性徴の明らかになる時である。ここでは男女差や個人差も目立つ。身長の増加率でいえば、男児は13歳、女児は11歳がピークを示している。性徴との関係でいえば、男児は二次性徴の現れに続いて身長のスパートがみられ、女児ではその逆となっている。いずれにせよ、生物学的成熟は著しいが、個々に見ると遺伝的要因、栄養などの食事要因、社会的要因が絡んで個人差でのばらつきも大きくなってくる。

　内分泌的には、視床下部・下垂体系より性腺刺激ホルモンの分泌が始まり、副腎皮質で合成された副腎アンドロゲン(androgen)を経由して睾丸や卵巣から性ホルモンの分泌が始まる。男性ではテストステロン(男性ホルモン)、女性ではエストロゲン(estrogen；卵胞ホルモン)とプロゲステロン(progesterone；黄体ホルモン)の分泌である。

　身体的には、しばしばサーカディアン・リズムが崩れ、塩分や脂肪の取りすぎ、カルシウムや鉄分など無機質やビタミンの摂取不足が目立ち、生活習慣病の前状態となり健康を内的に阻害してくる。また、性行動の衝動はエイズ感染を増加させ、衝動的な行動は不慮の事故死を死因のトップに、精神的不安定は自殺を2位にさせている。

　大脳の感覚野や運動野でのシナプス形成はすでに学童期で終了しているが、大脳連合野のシナプス形成は思春期に続いている。中でも大脳前頭葉での連合野(新々皮質とも前頭前野ともいえる)のシナプス充実はまだスタートしたばかりである。思春期はこの前頭葉連合野の成長の時期といえる。

　二次性徴は思春期で目に見えて出現するが、機能的には早くから性ホルモンは機能を現している。Y染色体は胎生3か月ごろに精巣の原形を作り、テストステロンを分泌し、組織は二次性徴への準備を行い思春期を待つまでになっている。また、卵巣での生殖細胞も思春期の始まる前に第1分裂は終わり、排卵時の第2分裂を待つ段階になっている。なぜオス鳥は美しく鳴くのか、なぜ男は攻撃的なのか、なぜ幼児期の女児の言語発達は早いのかなどはすでに性ホルモンが思春期の前に活動を開始していることを示唆している。

図表Ⅵ-1　左右の大脳の機能

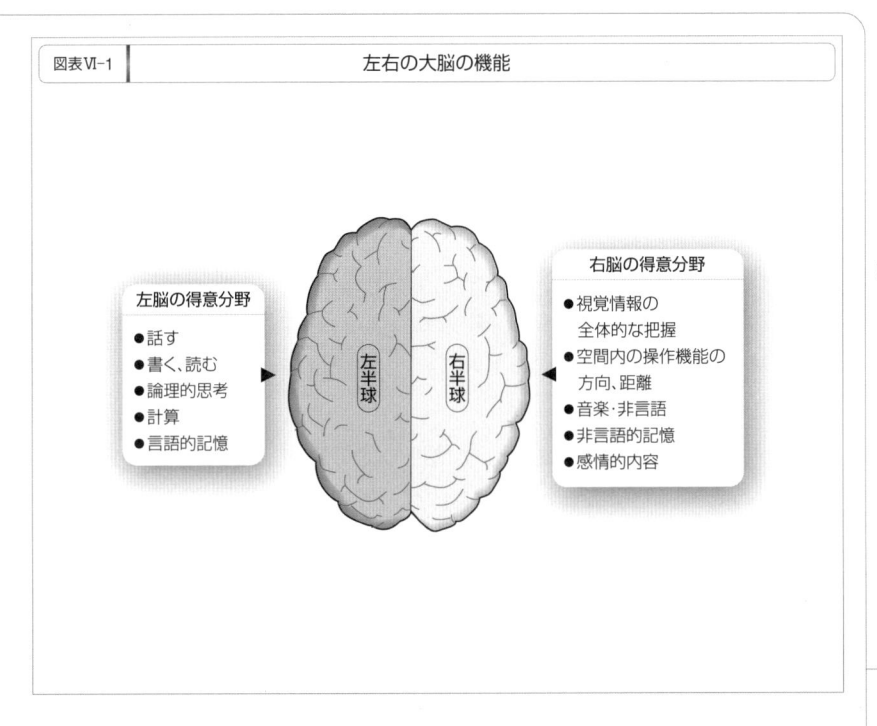

左脳の得意分野
- 話す
- 書く、読む
- 論理的思考
- 計算
- 言語的記憶

右脳の得意分野
- 視覚情報の全体的な把握
- 空間内の操作機能の方向、距離
- 音楽・非言語
- 非言語的記憶
- 感情的内容

女性が言語機能にすぐれ、男性は視空間認知にすぐれている。また、男性ホルモンは脳梁膨大部の成長を抑制し、左右脳の情報交換を制限している。

　左右の大脳の機能差については、左半球は情報を分析的、逐次的、論理的に処理する機能に優れ、話す、書く、計算するセンターとして機能する。一方、右半球は情報を同時的、全体的に処理する機能、視空間的知覚、音楽や表情認知に優れている[図表Ⅵ-1]。未経験あるいは新しい課題では右半球が優位に働き、学習後の訓練された内容は左半球が優位にたって処理を行う。右半球に障害を受けた人のリハビリテーションへの取り組みは導入が難しく、左半球に障害を受けた人は努力が続きにくいなどの特徴もある。左右半球の機能差については生物的要因と心理的要因が複雑にからんでくる。

2　こころや人格の発達

　ギリシャの哲学者プラトン（Platon）は、こころ（精神）は知・情・意からなるとした。相手の気持ちを感じる「情」、その気持ちを理解する「知」、理解から

対応を意識する「意」である。オックスフォード大学の心理学事典をまとめたコールマン(Colman, A. M. 2001)は、こころを「自分や他者の信念や思考を含む心的状態に関する人の直感的理解」としている。

思春期は、学童期の直情的、観念的な行動から批判と同調というプロセスに入り、道徳性、自律性を育てる時であるといわれる。文化・社会の中での生きるスキルを身につける時である。人格を育てる時ともいえる。具体的には、集団所属への願望、友人関係の発展と混乱、性的衝動や攻撃的欲動と抑制、欲望と道徳、依存と独立などいろいろな相反する問題での葛藤であり、行動である。

ゴールマン(Goleman, D. 1995)は、感情性知能を測定する尺度を発表し、その尺度をEQ(emotional quotient)と表現した。情動指数、あるいはこころの指数と訳されている。

この時期のこころの発達については、ピアジェ、フロイト、エリクソンなどによって説明がされている。

2.1 ピアジェの考え

ピアジェはすでに述べたように青年期を形式的操作段階としている。思考は仮説から系統的な推論によって進めることができ、抽象的な課題についても考えることができるようになるとした。機械的な記憶から意味をもつ記憶への発達である。問題を全体として扱えるようになり、要素を系統的に変換し課題を解くようになる。また、言語による類推や推理の能力も急速に発達する。残念ながらピアジェは、これ以降の人格とよばれる心的機能の発達についてはそれほど明快な説明はしていない。

2.2 フロイトの考え

思春期のこころの研究に大きな影響を与えたのはフロイトである。彼は神経症の治療から「自我」「超自我」「エス」「無意識」「防衛」「抑圧」「抵抗」などの概念を打ち出し、神経症が心理的、社会的な要因によって起きることを精神分析の手法により説明した。現在、これは生物学的な因子も加わり、力動精神医学としてアメリカを中心に発展している。

フロイトは、構造的に人格には3つの領域のあることを述べた[図表Ⅵ-2]。ヒ

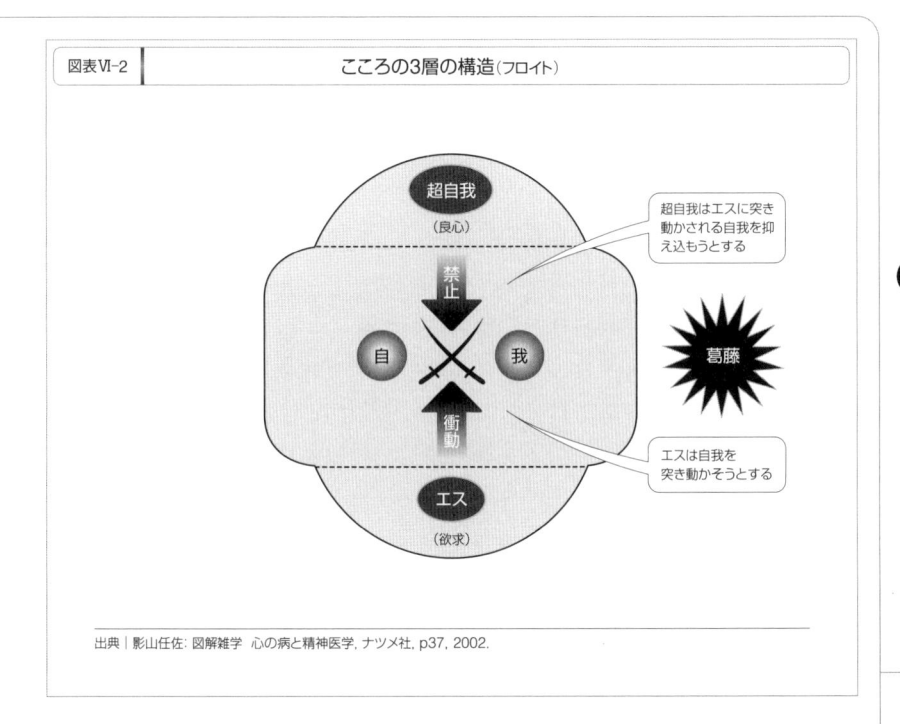

図表Ⅵ-2　こころの3層の構造（フロイト）

- 超自我（良心）
- 超自我はエスに突き動かされる自我を抑え込もうとする
- 禁止
- 自　我
- 衝動
- エスは自我を突き動かそうとする
- 葛藤
- エス（欲求）

出典｜影山任佐: 図解雑学 心の病と精神医学, ナツメ社, p37, 2002.

トには無意識に本能的な欲求があり、これはエス（またはイド）とよばれるもので、このエスに対して反省や抑圧をかけるものが超自我となる。これは良心、道徳、理想ともよばれ、両者とも無意識のものとした。この間にたって両者の間をとりもつものが自我（ego）であり、「わたくし」を意味する。これが人格の中核であるとした。そして、このエスと超自我の対立した状態を葛藤とし、現実の社会でいろいろなエスが外界と対立したとき、自我は無意識にいろいろな防衛機構を働かせ現実との間を取りもつとした。「わたくし」が外界と接する中で両者の関係を調節し「わたくし」を保持することになる。集団の中での自己と単独での自己との調節でもある。人格の発達はこのような経過の中から育つものとしている。

　フロイトはこのこころの葛藤がヒステリーなどの神経症に発展するとした。フロイトによって創始されたこの精神分析学は、ユングの分析的心理学、ハルトマン（Hartomann, H. 1939）の自我心理学、ウィニコット（Winnicott, D. W. 1953）の対象関係理論など多くの流派を作った。森田療法もその1つである。しかし、森田の考える自我は自己に向いている注意を没我によって自己確立を行

うとする考えであり、内観ともよばれ、西洋の自我意識とは解釈がやや異なってくる。

2.3 エリクソンの考え

エリクソンは乳児期から思春期に至るこころの発達と不安を、乳児期は信頼と不信、幼児期は自律性と疑惑、幼児後期は自発性と罪悪感、児童期は勤勉性と劣等感、青年期は自我同一性とその拡散と述べた[図表Ⅵ-3]。

自我同一性(ego identity)は、エリクソンによって定義づけられた概念である。自分であること、真の自分、主体性、独自性などを意味する。人間が成長する過程で家族や学校、社会の中で自分の役割を見いだし、「〜としての自分」を知ることと定義される。さまざまな立場で統合された人格で、「自分は何者なのか」「自分の存在意義とは何か」などの問いに応えることになる[図表Ⅵ-4]。この形成は青年期に行われる。しかし、未完に続いていく場合も少なくない。子どもから大人に至るこの心理社会的境界の時期をエリクソンは猶予の期間(moratorium；モラトリアム)ともよんだ。この自立には家庭や社会、

図表Ⅵ-3		エリクソンの発達段階	
発達期	年齢	発達課題と危機	人格的活力
1.乳児期	0〜1歳	基本的信頼————不信	希望
2.幼児前期	1〜3歳	自律性————恥・疑惑	意志
3.幼児後期	3〜6歳	自発性————罪悪感	目的
4.児童期	6〜12歳	勤勉性————劣等感	能力
5.青年期	12〜20歳	自我同一性————同一性拡散	忠誠
6.成人前期	20〜30歳	親密性————孤独	愛
7.成人中期	30〜65歳	生殖性————停滞	世話
8.老年期	65歳〜	自我の統合性————絶望	知恵

文化の影響が大きく、個人差の幅も大きくなる。

フロイトに大きく影響された彼の理論は、具体的には、親との精神的な分離、身体変化に対する精神の適応（ボディイメージの安定）、性衝動の安定、人間関係の発達、具体的思考から抽象的思考への発達などで思春期が表現されている。自我同一性は、乳児期での基本的信頼、幼児期での自律性と意志の発達、学童期での勤勉性の発達という過程をへて獲得されていくものとした[図表Ⅵ-4]。家族や社会との関係において一生を通して形成されていくものともいえよう。これはその後に続く生き方の支柱ともなる。

しかし、この自我同一性は思春期の前半においてはまだ未確立、不安定の状態のため自分探しの機会をしばしば失い喪失状態に陥ることにもなる。これは同一性拡散と解釈される。具体的には社会的役割やかかわりからの回避、自意識過剰、未熟な自己愛的態度、否定的な同一性の選択などである。具体的には不登校、ひきこもり、性的衝動の危うさなどとなる。疾病としては、対人恐怖、うつや自殺企図などの神経症、過食や食欲不振（摂食障害）といった心身症、統合失調症などが発症してくる。

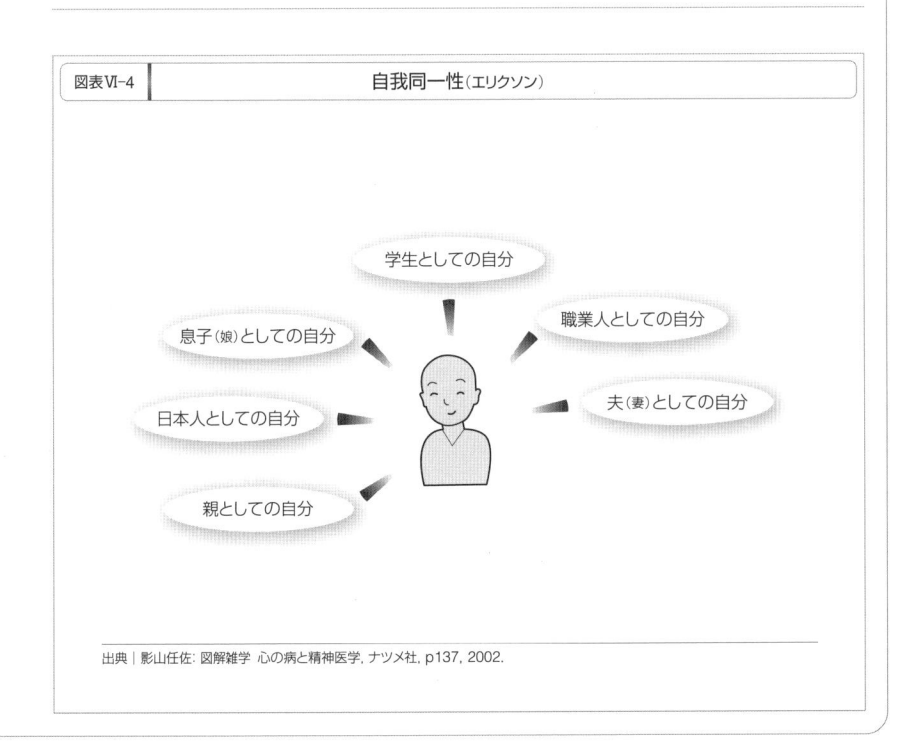

図表Ⅵ-4	自我同一性（エリクソン）

- 学生としての自分
- 職業人としての自分
- 息子（娘）としての自分
- 夫（妻）としての自分
- 日本人としての自分
- 親としての自分

出典｜影山任佐: 図解雑学 心の病と精神医学, ナツメ社, p137, 2002.

2.4 コフート(Kohut, H.)の考え

コフート(1971)も、フロイトの影響を受け自己心理学を提唱し、自己および自己に関する体験を重視した。彼は、人間愛には親子愛、友人愛、自己愛があるとする。親子愛も友人愛も幼児期から学童期にかけての人間関係や体験、しつけや教育によって育つが、自己愛(narcissism)は思春期から成人期にかけて社会化の中で自己と対象の中で育つと考える。幼少時の平和で温かい世界から母親の適切な応答により、こころの緊張を対象(他人)との間で活性化させる中で自己愛を成熟させていくとする。この発達障害を彼は自己愛性人格障害と述べた。我が国のひきこもりの若者を親子愛や自己愛の未成熟として理解する意見である。

2.5 ユングの考え

パーソナリティ(人格)の考え方に大きな影響を与えたのは、フロイトの精神分析論に影響されたユングの深層心理学である。ユングは、人格には自我と自己(self：セルフ)という2つの人格があるとし、通常は無意識の中に埋没している自己が自我を変えていく人格形成論を述べた。また、ヒトのこころは合理軸上に「思考―感情」、非合理軸上に「感覚―直感」の4つの基本的な機能が交わっており、それぞれは内向きと外向きという2つの性格と重なり、8つのタイプに分けられ、それらが社会文化に影響されて発達していくとした[図表Ⅵ-5]。そして、この思考―感情、感覚―直感の一方がより分化し発達すると、反対の機能は未分化となり無意識のうちに放置され、この補償作用のずれによってさまざまな精神症状が生じるとした。すなわち、思考が優位に発達した人は感情が未分化であり、逆に、感情が優位に発達すれば思考が未分化となり、いずれもそこから人間関係で内向きと外向きでのトラブルが発生するとした。発達にはこのバランスをとることが重要であり、これによって人間としての成熟度が増すとし、これを個性化(individuation)と呼び、自己実現に置きかえることもできるとした。

| 図表Ⅵ-5 | ユングの考えるこころの構造と機能 |

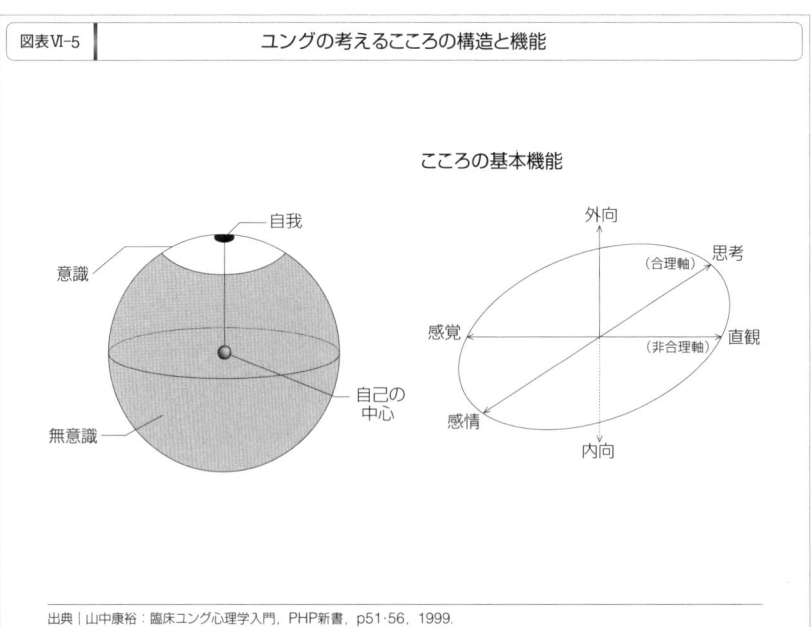

こころの基本機能

出典｜山中康裕：臨床ユング心理学入門，PHP新書，p51-56，1999.

3 意欲と思考の発達

　意欲(volition)は、こころの欲するところとされ、欲動(drive)と意志(will)を合わせたものとされる。心理学的には人格にかかわる機能とされ、目標や目的を意識した精神活動となる。欲動には食欲のような身体的なものと、財産や地位を求めたり、作品を作るような精神的なものまで広い。意欲によって学習や行動での成果が向上する。学童期の教育手法には意欲への動機づけが重要であるといわれる。

　意志はこころざしとされる。ヴント(Wundt, W. M. 1863)は意志の前に動機(motive)があるとし、これも精神発達に伴って複雑になっていくとしている。意志は緊張を伴うほど意識と重なってくる。すでに述べた選択的注意である。なお、意思(decision)は考え、思いとされ、意欲に近い。

　思考(thinking)とは考えること、思うこととされる。対象の本質やその関連性を把握し、概念を形成し、判断や推理を行うヒトの心的機能とされる。推

論、問題解決、意志決定、心的モデルの形成、知識や意見での考察などである。思考は情意に対してより知的側面をもち、言語との関係が深い。生き方の指針とも重なる。しかし、思考の概念がこのように広く、あいまいなためか心理学としての研究は必ずしも活発でない。思考はこころとされるからでもあろう。

脳科学は、思考は脳幹網様体賦活系の意識や注意の上に前述した認知機能が重なり、側頭葉の連合野と協同し、目的に向かって前頭前皮質によって統合される心的機能としている。ワーキング・メモリーと重なる。

子どもの思考は年齢の経過とともに具体的思考から抽象的思考、さらに倫理的、道徳的思考へと発達する。また、思考はその過程から創造的思考、現実的思考、内閉的思考などにも分かれる。未来を考え、現実を考え、こころの中を考える。これらの機能は一生に続くものであり、教育や学習、経験や反省などにより発達していく。

4　創造性の発達

創造性(creativity)は独創性ともいえる。新しいものを作り出す能力や態度である。知能テストが唯一の正解を目指す収束的(algorithmic；アルゴリスティック)思考に対して創造性はさまざまな正解を目指す拡散的(heuristic；ヒューリスティック)思考といえる。サイモン(Simon, H. A. 1966)によって述べられた知能の多重性である。傑出した科学理論、ルーベンスの写実絵が印象派の絵に取って代わられた時代感覚などは、既定の概念を否定し、多くの可能性を見いだす思考過程であり、創造性であった。既存や既定からの改革である。

想像力豊かな人間は興味の範囲が広く、直感的で、自由な目をもち、自己受容性が高く、独創的で、常識的な規準からの指弾にも強い忍耐力をもつ。

知能の概念が因子分析にシフトし、収束性にかたむいた中でギルフォード(Guilford, J. P. 1967)は知能の構造モデルを提示し、知能が情報の操作、種類、所産の立方体からなる150の因子とした。彼の考えは因子分析の立場に立ちながらも知能の情報操作に拡散的因子を導入した点で特異的である[図表Ⅵ-6]。

創造性は幼児期の行動にも未熟ながらしばしば認めることができる。好奇

図表Ⅵ-6　ギルフォードの知能構造モデル

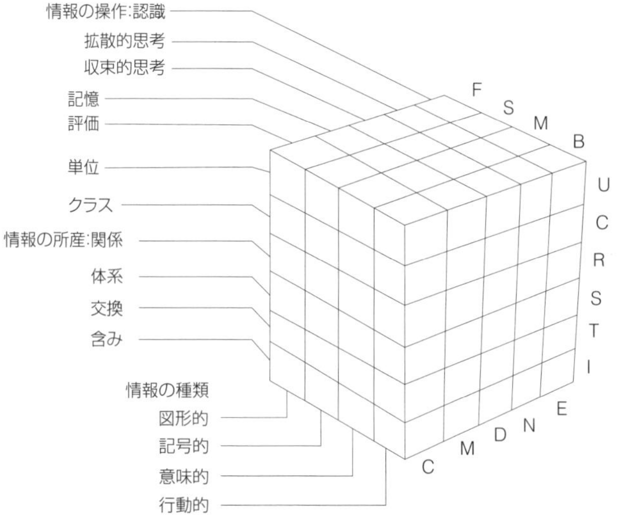

心ともいわれる活動力である。しかし、わがまま、勝手、しつけができていないなどの行動と区別することも難しい。

創造性とは、大脳辺縁系を中心に潜在している感情と、十分に発達してきた認知力と、前頭葉に育った思考力とが統合されて機能化したものとして説明することができよう[図表Ⅵ-7]。

傑出した創造性は、自由な雰囲気の中で指導者がその能力を見ぬき、忍耐力に裏づけられた適切な指導によって育っていくと考えられる。創造性の開花には指導者とのめぐり合わせという運命も関与する。

5　道徳性と責任感の発達

道徳はモラル(moral)と訳される。良心(conscience)に近い概念である。フロイトは自我(エゴ)形成の両端にエスと超自我を位置づけたが、後者の超自我の概念に良心や道徳を含めた。

道徳意識には判断や意志などが重なる。道徳意識の判断については心理学

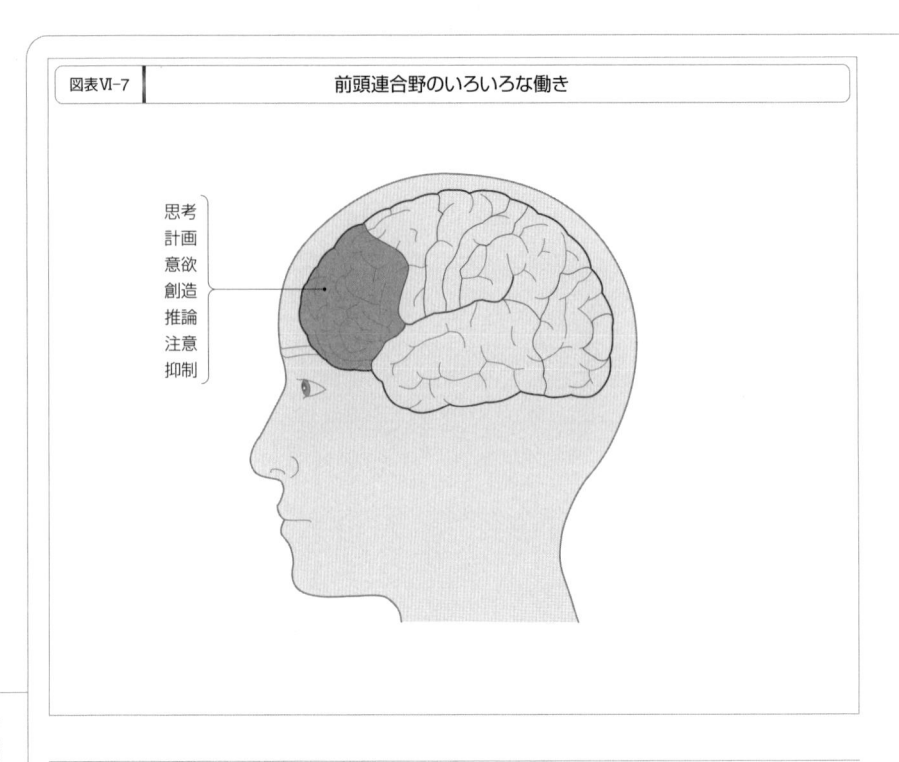

| 図表Ⅵ-7 | 前頭連合野のいろいろな働き |

思考
計画
意欲
創造
推論
注意
抑制

的な研究が行われているが、意志に関する研究は少ない。

　道徳性の発達についてピアジェは因習に大きく影響されているとし、その発達過程を前・後を含めた3段階に分け、それぞれは前操作的段階、具体的操作段階、形式的操作段階の時期に一致するとした。認知発達が道徳的判断を伴うとする考えである。したがって、この発達の前段階にはしつけや教育が存在することになる。これは道徳的規則、社会的秩序とも重なる。ダン（Dunn, E. 1987）は、これらは家族や仲間との関係で情緒的プロセスを共有することで育つとした。より具体的にいえば、善悪正邪の判断となろう。

　コールバーグ（Kohlberg, L.）は、ピアジェの認知論的発達論の上に道徳性の発達を重ね、20世紀後半の道徳論の中心的な存在となった。幼児期のしつけと服従による段階、すなわち慣習以前の段階、学童期での教師や友だちとの人間関係で育つ協調や秩序の志向や規範への適合を意識する慣習的な段階、青年期の尊法あるいは倫理的志向での慣習以降の段階とに分けている［図表Ⅵ-8］。しかし、青年期での彼らは自らの体験にさまざまな偽善や矛盾を感じ、既成の道徳規範に反した行動をとることも生じてくる。コールバーグはこの

| 図表Ⅵ-8 | 道徳発達の3段階(コールバーグ) |

道徳の水準	道徳行動の背景
前慣習的水準	他律的道徳性(罰) 個人主義的道徳性(褒美)
慣習的水準	法と秩序によった指標 社会組織からの道徳性(他者からの評価)
後慣習的水準	社会契約と一般的良識による道徳の判断 真の一般的倫理的規定

道徳意識を動機、結果、罰、人間の生命価値などおよそ30の側面でとらえ、その発達論を展開した。

　道徳は倫理学の基本的なテーマでもある。その判断は具体的にいえば善か悪かになる。場合によっては、その判断は論理的ではなく、主観的、感情的、知覚的、法的、宗教的に影響される。また、道徳のプラス面には正義、勇気、謙遜、寛容、愛情、誇り、恥などがある。これは儒教の思想とも重なってくる。

　道徳教育とは、道徳意識の内在化をはかることとされている。内在化とは、最初は親からのしつけ(声)であったものが自身の内からの声と感じられる変化を指す。これはこころに語る内言であり、良心ともいえる。そして、教育のゴールはこの声を事前に推理できるようになることとされ、このゴールの中心には人間愛と生命尊重があるとされる。

　戦後、日本の道徳性の教育は戦前の道徳観と結びつけられ、意識的に避けられてきた。結果は、自我の形成を未熟にし、子どもたちの不登校や家庭内暴力、ひきこもりなどと密接に結びつくことになったともいえる。

なお、道徳意識に近い概念としては責任感(responsibility)がある。責任感とは、個人と社会との間にあって自主的、自律的であり、義務感が強く、まかされた仕事をまじめに遂行する性質とされる。本質的な意味での道徳意識は青年期の後半に生まれてくるが、その行為が社会的関係で自発的・自主的に達成されたとき、それは責任感を伴った行為と評価されることになる。社会的人間としての自立である。1つの人格的特性を責任という社会的課題のもとに見た場合に強調される行動である。責任感のある子どもに相関する因子には、IQ、家庭への適応、神経質項目などがあるという。社会的にきちんとした家庭で、物事への理性的判断ができ、周囲に配慮のできる青年となろう。

コラム16　　男と女の脳

　男と女の行動には攻撃性をはじめとしていろいろな差がある。この背景には性ホルモンの関与が大きい。性ホルモンは基本的にはアンドロゲンとエストロゲンで始まる。男女とも多少の差はあってもこの性ホルモンを分泌している。一方、性の分化はY染色体が握っている。Y染色体にはSRYという遺伝子があり、胎生4週ごろより活動を始める。まず、原始的な胎児精巣を作り、アンドロゲンを産生し男の外性器をつくる。SRY遺伝子の作用が働かない性器は女の性器となる。
　一方、性ホルモンはコレステロール(cholesterol)からステロイド(steroid)を経て合成される。基本となる物質は脂肪である。そのため容易に細胞膜を通過することができ、他の組織に影響を与えることができる。とくにアンドロゲンはテストステロン(testosterone)となり、脳では脳梁の膨大に抑制をかけたり、喉頭を大きくさせたり、長骨の骨端線の閉鎖や乳房の成熟に抑制をかける。海馬や下垂体前葉などは男の攻撃性を媒介しているともいわれる。
　脳梁は左右の脳の機能を一瞬にして相互に連絡させている。女性において脳梁の大きいことは脳梁での機能差を少なくする。女性が左右の脳の相互連絡を容易にし、男性では半球に依存する。これは側性化とよばれ、男性ではこの差が大きく、女性では少ないことになる。これらは言語、論理的な分析、イメージ操作、空間認知能などにおいて違いを見せる。ことばで言えば、男性は左脳に全てを依存しており、ことばの発達が遅い。一方、女性は左右の脳を使ってことばを操り、多弁である。また、男性では相手の顔の表情にはあまり関心を示さないが、女性は喜び、悲しみなどの情緒活動において強い反応を示し、これらに関することばを記憶している。

コラム17　性同一性障害

　性同一性障害は20世紀の後半から注目され始めた。自分の性器が明らかに男または女であるにもかかわらず思春期とともに意識は反対の性を感じるようになっている人々である。生物学的な性(sex)と性意識(gender：ジェンダー)が異なっている。

　我が国では昭和39年、ある産婦人科医が3人の男性の性器を反対の性に手術し、その医師が有罪となった事件で有名になった。いわゆるブルーボーイ事件である。現在はガイドラインが作られており、20歳以上で、結婚しておらず、子どもがいない、生殖腺が機能的に障害をもっているなどの条件で規定に沿って手術が行われている。ホルモン治療が行われている例も多い。我が国での頻度は不明であるが、性比では女性が多く、年齢では20代が多いようである。アメリカでは2〜3万人に1人で性転換術の希望者がいるといわれている。

　発症は幼いときからの遊びの好みで現れているが、意識は思春期とともに始まる。本人にとってもっとも問題なのはこの悩みを家族や職場で告知しにくいことである。告知の与える関係者の驚きへの不安がある。また、告知後では相手の態度の変化や差別に苦しむ。悲しい結末で終わっている映画『ボーイズ・ドント・クライ』はこの疾患の難しさを見事に演じている。

　原因についてはまだ明確に説明がされていないが、Y染色体上にあるSRY遺伝子によって胎生7週ごろに男性性器が誘導される。この生殖器の分化に少し遅れて脳でも性の分化が始まる。最初は本能と結びつく大脳辺縁系から雌雄の神経回路が作られていくという。この病気はこの段階でのわずかなボタンの掛け違いで生じている可能性がある。

コラム18　うつ病とひきこもり

　うつ病は抑うつ気分が続き、興味や喜びの喪失を主な症状とする。この症状はきわめて主観的で環境に影響されやすい。そのため診断があいまいになる。しかし、多くの精神科医は最近多くなっていると感じている。うつ病の原因には遺伝因子と環境因子が重なるが、遺伝因子が1世代や2世代で変化することはないので、この増加は環境因子に影響されていることになる。

　環境因子に影響されている状態像としては、ひきこもりや不登校、ネット依存などもある。こちらも増加の一途をたどっている。こころが健全に育っていないことが共通した因子となる。ひきこもりや不登校は我が国と韓国に突出して多い。

　こころを健全に育てるのは幼児期から始まる。ヒトはこころの遺伝子を親から受け継ぎ、環境から刺激を受け、こころを斬新的に作っていく。グールド(Gould, E.)は進化した動物ほど幼くして生まれ、長い年月をかけてこころが育つと述べた。子どものこころは親との愛着行動からしだいに外への興味を増やして成長していく。そこには常にこころの安全地帯として親の存在が必要である。子どもは少しずつ冒険を試み、ストレスに耐えて外界に挑戦していくことになる。ストレスは多すぎても困るが、過保護から適切なストレスが不足するのもこころが育たない。

　親は適切な環境とは過保護の環境でないことを真剣に考えるべきであろう。

第Ⅶ章 おとな
社会の中に生き、老いを知る

要約 　成人期は、厚生労働省によると20歳から65歳までを指す。しかし、生物学的には20歳から40歳の間がピーク（成熟）であり、40歳以降は下降期に入る。ユングはこの40歳を人生の正午と述べた。思春期で述べたごとく精神的な成長という面からは成人は30歳を過ぎてからという意見が多い。一方、中年という概念は40〜60歳を指す。この年齢は精神的にも生物学的にも平均して安定した年齢なのかもしれない。しかし、ストレスは深刻化し、いわゆる生活習慣病も顔を見せる。人生のもどり道なのであろう。

　成人以降における心理学的発達はほとんどの研究者が触れていない。発達という概念に合致しないと考えるからであろう。成人以降の発達論はエリクソンの生涯発達論など一部の心理学者によって述べられている。衝動の性から生物学的な性を意識する大人、家族や社会を意識する大人、経済的なものを意識する大人とされる。

　老年（高齢者）とは、厚生労働省によれば65歳以降を指す。0歳での平均寿命は男性で79歳、女性で86歳となった。身体的には、体力の衰え、病気の複雑化やさまざまな二次障害が生じ、図表Ⅶ-2に見られるようないわゆる老年症候群が始まる。

　65歳以降はエリクソンのいう生涯発達の後期である。うまく過ごし得た人生からの知恵と満足した存在感を感じることがこころの発達となろう。しかし、この時期では自我の高い統合性、すなわち高い人格の人がいるのに対し、認知症や絶望感に陥る人も少なくない。人生のゴールをどう考え、こころの準備をどうするのかがこの時期での生涯発達であろう。

　知性、感性、理性の成熟はこころのゴールである。

1　成人・老人の生理

　成人期は、厚生労働省によれば20歳から65歳までとなる。社会的な成熟のピークは30歳から40歳の間である。しかし、精神的な安定を考慮すると40歳から60歳が平均してもっとも安定した年齢となろう。中年という概念に一致する。エリクソンの成人中期(30～65歳)である。なお、自殺は25～44歳の5年ごとの全ての死因で1位であり、その後に続く49歳までの死因でも男女を問わず自殺が上位を占める。

　生物学的な自覚症状でいえば、男女とも15～24歳がもっとも自覚症状の訴えが少なく、彼らの60％以上が病気や身体の異常を感じていない。25歳を超えると何らかの訴えが増えてくるが、60歳までの入院率や受療率での増加はわずかである。しかし、65歳を超えると入院率や受療率は急上昇し病気の罹患率からいえば明らかに異なってくる。30歳を基準にしていろいろな生理機能の残存率をみると肺、腎、心、神経の順で機能の低下が目立つ[図表Ⅶ-1]。

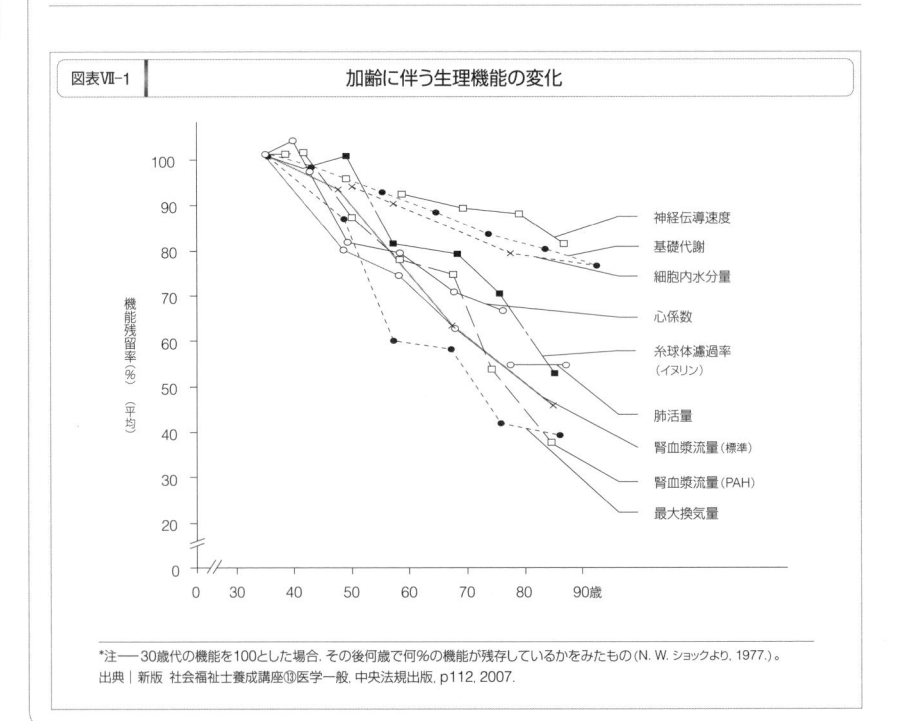

| 図表Ⅶ-1 | 加齢に伴う生理機能の変化 |

グラフ項目：神経伝導速度、基礎代謝、細胞内水分量、心係数、糸球体濾過率(イヌリン)、肺活量、腎血漿流量(標準)、腎血漿流量(PAH)、最大換気量

縦軸：機能残留率(％)(平均)　横軸：30〜90歳

＊注──30歳代の機能を100とした場合、その後何歳で何％の機能が残存しているかをみたもの(N. W. ショックより, 1977.)。
出典｜新版 社会福祉士養成講座⑬医学一般, 中央法規出版, p112, 2007.

一方、成人期の男女には運動など健康維持のために健康的な生活習慣を維持する人が少なくないが、日本の男性の喫煙率はまだ先進諸国中もっとも高く47％に及ぶ。肥満も30歳以降から目立ち始め、高脂血、高血圧、高血糖は40歳以降から加齢とともに急速に高くなっていく。

　高齢者とは、社会的慣習によれば還暦の60歳以降を指している。しかし、国は経済問題や人口問題などから65歳以上としている。

　多くの器官や組織の機能は65歳をこえると低下し、ホメオスタシスの維持が困難になってくる。上述したように感覚器、腎、肺、心、脳、免疫の機能低下が著しい。難聴、視力低下、尿失禁、運動や精神機能の低下、骨折、易感染性、がんなどの病的状況が生じてくる[図表Ⅶ-2]。多くの女性には骨粗しょう症がみられ、しばしば骨折を起こし活動力を低下させる。

　哺乳類の平均寿命は、胎内期間の長さ、心拍数のはやさ、思春期開始のはやさなどに相関するというデータがある。また、染色体の末端にはテロメア(telomea)とよばれるDNAの繰り返し構造が続くが、この短小化が細胞の老化と関係するともいわれる。物質代謝上では、活性酸素の蓄積やミトコンド

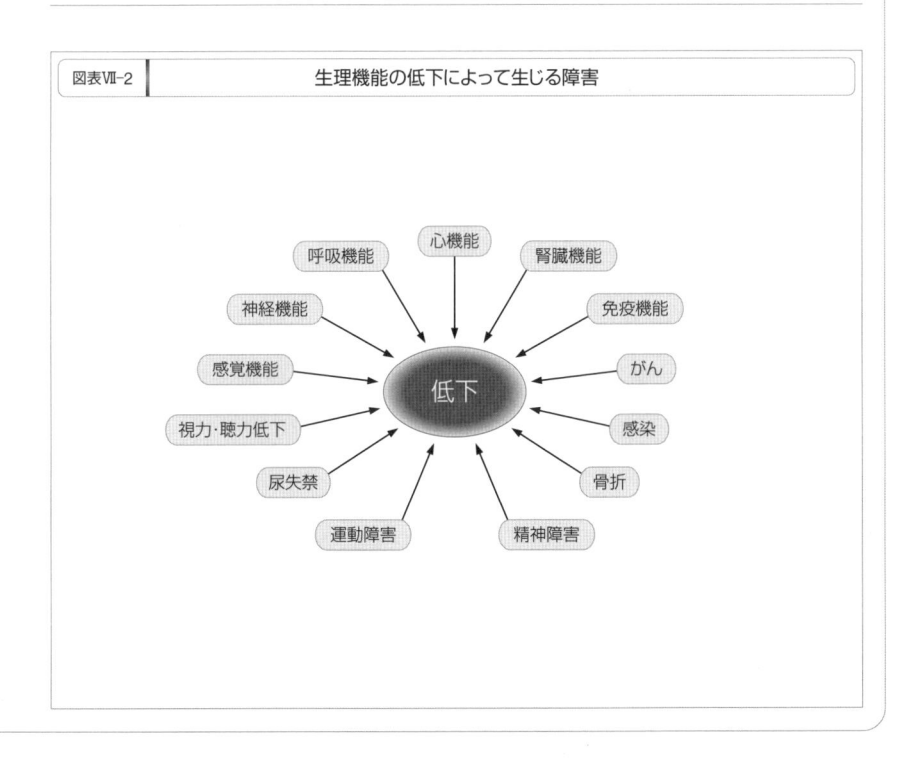

| 図表Ⅶ-2 | 生理機能の低下によって生じる障害 |

呼吸機能、心機能、腎臓機能、神経機能、免疫機能、感覚機能、がん、視力・聴力低下、感染、尿失禁、骨折、運動障害、精神障害 → 低下

リアDNAの脆弱性で説明する理論もある。それらを総合すれば人間の寿命は90歳から100歳ぐらいまでとなろう。

2 成人期・老年期の発達 —生涯発達論—

フロイトもピアジェも述べなかった成人期以降の発達論に大きな影響を与えたのはエリクソンの生涯発達論である[図表Ⅵ-3]。彼は、成人期以降を壮年期（young adulthood；20〜30歳）、熟年期（maturity；30〜65歳）、老年期（old age；65歳〜）とした。そして、それぞれの時期で中心となる発達の内容と危機を述べた。壮年期での親密性と孤立、熟年期での生殖性と停滞、老年期での自我の統合性と絶望である。

エリクソンは壮年期（成人前期）を人間が身体的に自信をもって、他者との親密な関係を形成し、夢の実現に向けて努力する時期とした。結婚した夫婦は子をもうけ、子育てを通して充実した家庭生活を営む。この時期、人生に影響を与える因子は家族、職場、健康、経済などであり、異性間や仲間間での価値観、自己拡大、愛情などが続くことになる。大人としての生活であり、人生への目標を生む。しかし、ストレスの増大による精神的な不安も生じ、自我の未成熟が重なると心理的、社会的危機に陥り、出社拒否やうつ状態も生じていく。

熟年期（成人中期）の前半、すなわち30歳から40歳代は実りの時期である。一家をかまえ、働き盛りであり、社会的責任の拡大する時期である。精神的安定は深まり、人生目標への再点検なども行われる。エリクソンのいう生殖性は親としての家族愛や後輩への関心、教育、指導へと向く。場合によっては自己実現を求めて転職など新しい世界への再チャレンジへと発展する。と同時に、人間は生活習慣病のリスクを知り、体力の衰えを自覚しはじめる。社会への不満や諦めも生じやすい。急性ストレス反応であるバーンアウト（burnout；燃え尽き症候群）の生じる時期でもある。

熟年期（成人中期）の後半、すなわち50歳代から65歳までをエリクソンの弟子、レビンソン（Levinson, D. J. 1978）は安定感の増大、生活感の満足の時とし、生活修正の時期ともする。人生の転換期である。子育ても終わり、老年期へのこころの準備が行われる。しかし、近親者や友人たちの死からの喪失体験

は人生への絶望感も生じ、こころの空虚感を埋めることができない"空の巣症候群"ともなる。死亡順位では自殺が常に上位を占めてくる。

65歳以降の老年期、すなわち、成人後期をエリクソンは自我の統合性と知恵の時とする。後述する脳機能だけでなく、肺、腎、心、感覚器の衰えは自然の宿命でもある。経済的にも収入は減少し身体的機能の低下と合わせて肉体的だけでなく心理的にも影響を受ける。兄弟や配偶者の死に合わせて自らの死も意識するようになろう。老年期とはこのようなマイナス環境の中にあって自己の能力と環境的立場を冷静に受けとめ、どう自我を統合し、どう前向きの生活に知恵を働かせるかが問われていくことになる。

3 老化と脳の変化

老化はなぜ生じるのか。ヒト細胞を継代培養していくと30代ほどの植え継ぎでその機能は自然と弱体化し、死に至る。アポトーシス（プログラムされた死）である。これは前述したように細胞が分裂を繰り返す度に染色体末端部（テロメア）にあるTTAGGGの塩基の連続したDNAが少しずつ短くなっていくことと関係しているとされる。DNAの消耗が生命の寿命に関係するという考えである。老化遺伝子や時計遺伝子の存在を述べる意見もある。また、長い間にうけた細胞の損傷により不活性なタンパク質が蓄積された結果とする考えもある。

脳の老化は自覚的には記憶力の減退によってスタートする。記憶力の減退、すなわち健忘は系統的な発達を逆にたどっていく。年長になって得た高次機能ほど最初に失われ幼少時に記憶されたものほど最後まで残る。ジャクソン（Jackson, J. H.）の原則といわれる。その中でも多くの報告に共通していることは動作性IQの緩やかな低下傾向である。逆に、語彙、理解力、事実の知識、計算能力などの言語性IQでの高齢者の値は低くなっていないという。キャッテルのいう結晶性知能の存続と流動性知能の低下である［図表Ⅶ-3］。また、高齢の大学教授と同年齢の対照群とを比較すると、大学教授では文の想起（思い出し）やワーキング・メモリーで衰えが見られていない。生涯を通じて知的に訓練されている結果と考えられている。また、脳は叙述性知識の想起である情報処理能では低下してもその他の機能では衰えていない。手続

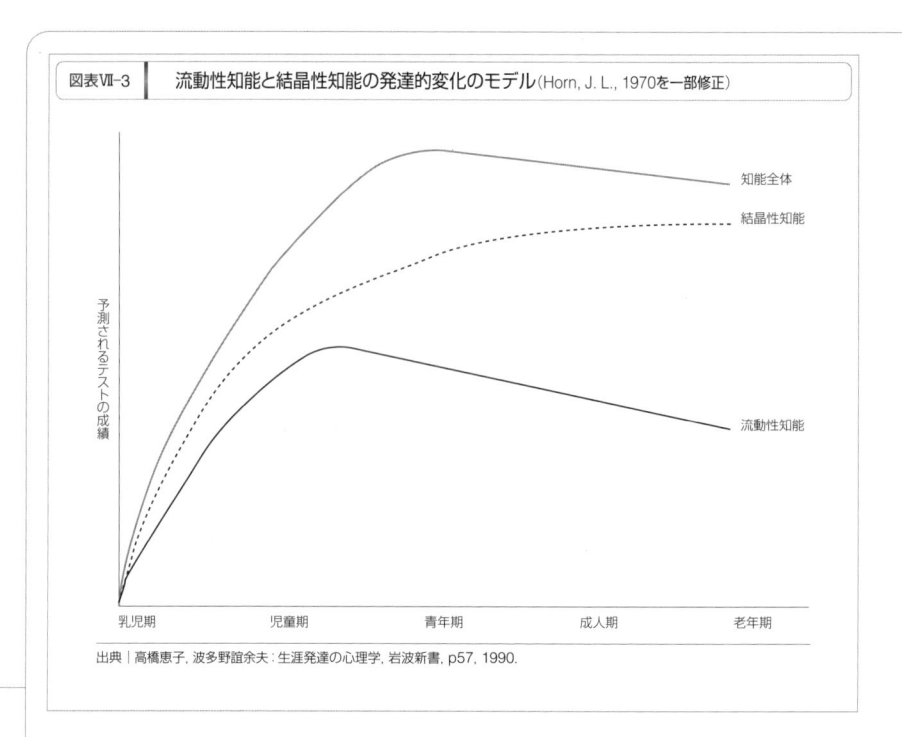

図表Ⅶ-3　流動性知能と結晶性知能の発達的変化のモデル(Horn, J. L., 1970を一部修正)

知能全体
結晶性知能
流動性知能

予測されるテストの成績

乳児期　児童期　青年期　成人期　老年期

出典｜高橋惠子, 波多野誼余夫：生涯発達の心理学, 岩波新書, p57, 1990.

き記憶能の維持である。しかし、この情報処理能力の低下は脳の機能低下ではなく感覚器からの情報量の少なさのためとも考えられている。なお、推理や数など質の異なる能力での評価では生まれた時代の社会情勢に影響されるとする研究もある。脳が時代の文化に影響されていることは、前頭葉の機能維持には生活習慣からの影響によっても差が生じてくるということであろうか。

　脳の神経細胞の多くは海馬領域などごく一部をのぞいて心筋細胞と同じく分裂も増殖もしない。しかし、画像で見る限り脳は大きさを減じ、感覚器の機能は低下する。軸索を囲む髄鞘の損失や、学習や記憶に関連するシナプス後細胞でのNMDA(N-methyl-D-asparate；N-メチル-D-アスパラギン酸)受容体の減少などが報告されている。組織上での変化では、神経細胞の周囲に出現する老人斑やタウタンパク(tau protein)の増加と集積がある。タウタンパクは軸索内の微小管の構成成分であり、管内の液性成分の流通がスムーズに動かなくなっていることが推測される。一方、アルツハイマー型認知症に見られる老人斑や神経原線維の変化にはβアミロイドタンパク(β-amyloid protein)の蓄積が

ある。タンパク質の老化である。ダウン症候群に早期からみられる老人斑や神経原線維変化から始まった知的退行の分子遺伝学的研究はまだ認知症の全面的な病態解決にはつながっていない。

4　知性、感性、理性とは何か

知性(intellect)とは知覚されたものを整理・統一して新しい認知を生み出す働きを指し、判断、推理、創造、道徳といった抽象的、論理的、倫理的思考による高次の認識能力とされる。感性(sensitivity)や理性(reason)と類似語となる。感性はより情緒的な面を、理性はより合理的な面を含むことになる。知性は知恵(wisdom)ともよばれる。

因子分析にたつギルフォードは、前述したように知性を150の異なった因子からなるとし、所産を生むという拡散的思考を含んだ知能を立方体で概念化した。

知性はまた第Ⅵ章で述べた人格や道徳、すなわち、こころとも関係する。こころを脳科学で説明すれば、こころは脳全体で、事象を情緒として感じ、反応し、内部系を調節し、学んで覚え、それを思考、行動にもっていく過程といえよう。脳は全ての事象を統合的に組織化し、最終的な結論へと進めていく。この統合的組織化が脳のどこでどのように行われているのかは、脳の全てで行われているとしか説明ができない。

結論的にいえば、知性は、情動の形成からはじまり、知能や認知の発達に裏づけられ、理解・判断だけではなく過去の体験やその人のパーソナリティも含め、創造性と道徳性の点で安定した表出に至る機能を包括したものと概念づけられる。結果的に知性はポジティブなものに連動する。

5　生きる知恵と終わりを知る知恵

エリクソンの先見性は、高齢者が自分のよくできる領域の才能に専念する傾向をもつことを明らかにしたことであろう。バルテス(Baltes, P. B. 1984)らも、高齢者が上手に年をとる鍵は選択的利用と補償にあると述べた。自分の能力をよくできることに絞り、失われた能力を他の方略によって補償するこ

とで能力の維持を図るとした。個性化への新たな統合ともいえる。人生の完成期としての社会的役割を意識し、余生を楽しむ姿勢に目ざめることが重要である。

　高齢者には人格として高い統合性の見られる人がいる。高い統合性は自分の人生を肯定的に受容する高齢者に多い。エリクソンはこれを自己同一性の再確立と述べる。また、祖父母と孫との相互的な愛情関係がこの時期の人格維持に重要な要因となるとも述べている。しかし、一方で、社会的な関わりが少なくなるとともに頑固、わがまま、ひがみ、嫉妬など人格の先鋭化が目立ってくる人も少なくない。また、高齢者には生活での適応がうまくいかず、うつ状態と認知の機能低下が重複して生じてくる場合もある。

　健康の定義についてWHOは、「健康とは病気でないということではない。身体的に、社会的に、精神的に良い状態にあること」としている。1998年、WHOはこの定義にさらに1項目を追加し、「スピリチュアルにも良い状態である」と提案した。スピリチュアル(spiritual)は霊的と訳される。宗教が生活に浸透していない日本でこの考えを理解するのは難しい。自分が生まれてきた意味、生きることの意味、死ぬことの意味を述べているのであろう。儒教にも同じようなことばが多い。宗教を離れて人の生き方を静かに見つめることを述べた本として、110年前に英語で書かれた新渡戸稲造の武士道がある。アメリカの牧師から宗教のない日本人はどうこころを伝え、保つのかと問われた新渡戸稲造がその疑問に英語で答えた名著である。しかし、核家族化とともに儒教的なきずなの少なくなった日本でこれを理解し、人に伝えるのはさらに難しいのかもしれない。

　一方で、障害をもちながら生きる意味への理解も重要である。生命の質、生活の質、人生の質として客観的に理解されてきたQOL(quality of life)は、生き方の質という主観的理解にまで視野を広げた[図表Ⅶ-4]。キューブラー・ロス(Kübler-Ross, E. 1969)の死の受容もここから展開することができる[コラム20・21]。そして、この考えはリビング・ウィル(living will；尊厳死)につながっていく。

| 図表Ⅶ-4 | QOLの種類 |

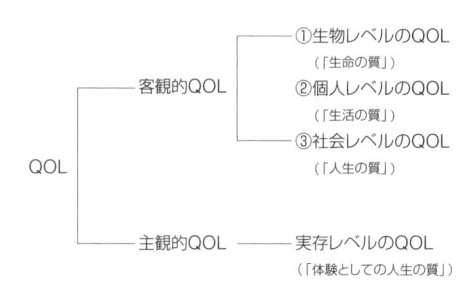

```
         ┌── 客観的QOL ──┬── ①生物レベルのQOL
         │              │      (「生命の質」)
         │              ├── ②個人レベルのQOL
QOL ─────┤              │      (「生活の質」)
         │              └── ③社会レベルのQOL
         │                     (「人生の質」)
         └── 主観的QOL ───── 実存レベルのQOL
                                (「体験としての人生の質」)
```

出典｜上田敏：目でみるリハビリテーション医学 第2版，東京大学出版会，p3，2002.

コラム19　　前頭葉は脳の指揮者である（ゴールドバーグ；Goldberg, E）

　ヒトの前頭葉は大脳の40％を占める。動物の中ではヒトの前頭葉がもっとも大きい。前頭葉の機能は大きく2つに分かれる。皮質運動野と前頭前野である。前頭前野がもっとも大きく大脳全体の29％を占める。

　前頭前野のニューロンは脳に入ってくる刺激の全てとつながっており、脳の司令塔として機能をはたしている。側頭葉や頭頂葉、視床などからの情報を全て統合し、整理し、反応を計画し、決断し、実行に移し、結果を評価している。記憶で述べた作業記憶や認知・実行機能の中心となる部位である。これらの機能から見えてくるものは思考であり、性格であり、情緒・感情であり、想像力や判断力であり、人格であり、こころでもある。

　前頭葉の発達は50歳を超えてもなお発達するといわれている。知性、感性、理性の発達である。道徳感や責任感の発達でもある。

　逆に、この部位の障害や未熟さは行動や人格を狂わせる。統合失調症や人格障害などとなり、認知機能の衰えでは記憶や判断力を落とし認知症となり、決断や実行力の欠落ではうつ病になる。また、抑制機能をなくさせると犯罪や暴力と結びつく。さまざまな精神行動上での問題と関係してくることになる。

コラム20 こころを脳科学はどう説明するか

　こころを研究する心理学は psychiatry という。サイキ(psyche)とロゴス(logos)の2つのことばからなる。サイキの語源はギリシャ語で魂を意味する。こころともいえる。ロゴスの語源は言語である。こころはことばと切り離せない。そこにこころと脳との接点がある。ことばには話しことばと書きことばとがある。話しことばは前述したように5万年ほど前のホモサピエンスの時代に始まったといわれる。伝える、受けるという意味である。この時代には嬉しいとか悲しいなどのこころを表すことばはない。こころを表すようになったのは書きことばからである。書きことばはまだ3千～4千年の歴史しかない。ギリシャ時代にこころの研究が花開いたのは当然であろう。

　こころに関係することばには思考、人格などがある。これらを支える機構には感覚系と記憶、理解、情動の系がある。思考や人格はこれらの系を統合して考え、行為につなぐことを意味する。このように考えてくると、こころの中心には前頭前野が浮かんでくる。頭頂葉や側頭葉で理解し、記憶した情報が適切に取り出され、前頭前野で練られ、前頭葉の運動系により表出されていく。こころは全脳を使って処理されるものである。

コラム21 障害の受容

　人は誰でも自分が病気になったときそれを否定したい。拒否と受容は裏表の関係になる。受容の程度は拒否との兼ね合いにより決まる。病気や障害の受容には人それぞれの過去の体験が重なる。受容の先には希望のみえる場合もあるが、開き直って受けいれざるを得ない場合もある。その場合も妥協的受けいれから妥協のない受けいれまで幅広い。

　後者はキューブラー・ロスの述べた死の受容につながっていく。ここで死ぬ権利ということばが現実のものとなった。患者の自己決定である。死に向かう患者を看とる家族のこころの葛藤は安楽死ということばも現実のものとした。臨死の患者の尊厳と平和の中で死を看とる医療(terminal care；ターミナル・ケア)としてホスピス(hospice)が生まれてきた。

　当該者だけでなく関係する全ての人間は、これらのゴールをどう受けとめるのかを考えねばならない。拒否から受容までの時間を短くするだけが好ましい選択肢ではない。

希望

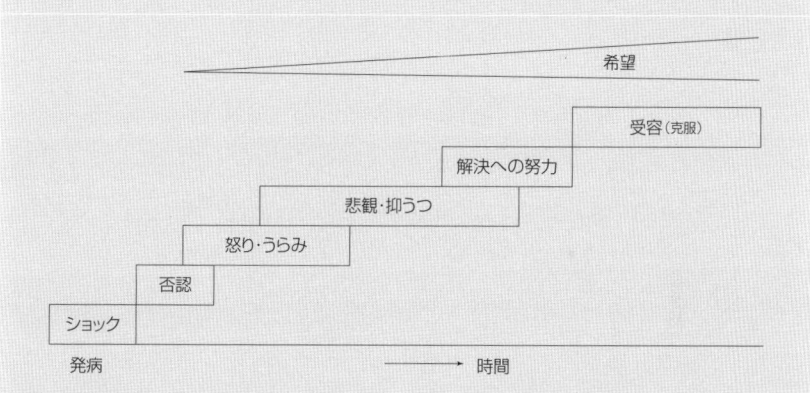

受容（克服）

解決への努力

悲観・抑うつ

怒り・うらみ

否認

ショック

発病　　　　　　　　　→　時間

第Ⅷ章 発達につまずいた子どもたち

要約 これまで述べてきた育ちは順調な育ちに視点をおいてきた。育ちの途中には多くのつまずきも生じてくる。先天異常と包括されている疾患、周産期異常とされている疾患、発達障害とされている疾患、こころの病とされている疾患などである。それぞれのつまずきでの原因と時期はさまざまである。

ここではこれらを J. F. ケネディ(Kennedy, J. F.)大統領(1961)の提言によって作られた特別委員会が概念化した発達障害とアメリカ精神医学会の疾患分類 DSM-Ⅳ の考えに沿って簡明に概説を行ってみたい。なお、我が国の発達障害者支援法(2005)は、発達障害を注意欠陥／多動性障害、学習障害、自閉症スペクトラムなどに限定しているが、これはそれまでの我が国の教育・福祉対策がこの疾患群で欠落していたために追加的に定義した考えである。誤解しないようにしてほしい。

子どもたちの問題は多くが1つの問題行動や疾患名だけで説明されるものではない。1人の子どもはしばしば複数の問題をもち、それらが複雑に絡み合って問題を起こしている。年齢によって診断名が変わっていくこともある。対応はそれぞれの問題行動の中心となる症候や病態を理解し、その子どもの根底にある問題と二次的に生じている問題とを正しく区別して、その絡んだ糸を丁寧にほぐしていく姿勢が大切である。

疾患の理解については、有病率、症状の現れ方、基本となる病態、関連する疾患の理解、療育指導と対応、遺伝相談、教育への保障、社会サービスなどの面から過不足なく理解していくことが重要である。

1　染色体異常症と奇形症候群

　全ての奇形を総合すると、奇形は全出生児の3％に認められる。しかし、二分脊椎や水頭症、唇裂・口蓋裂など個々の疾患別にすればそれぞれの頻度は少ない。全て0.1％以下である。視聴覚など感覚器の障害も特殊教育に該当する子どもの頻度では0.1％以下である。なお、複数の奇形が1人の人間に重複して生じる場合もある。奇形症候群や染色体異常症である。

　奇形の原因にはサリドマイド(thalidomide)奇形や先天性風疹症候群など一部の奇形には外因が明らかにされているものもあるが、多くは原因不明である。同胞や親子など家族内で発症し多因子遺伝の影響が否定できない場合もある。基本的にはこれらは生物としての宿命的な突然変異によって生じていると考える。

　染色体異常症(chromosome abnormality)は、染色体形成での不分離か、染色体の転座や欠失などが原因となる。前者は染色体での数の異常であり、後者は構造の異常である。前者の代表は、21番目の染色体が過剰にあるダウン症候群(21トリソミー、Down syndrome)［図表Ⅷ-1］であり、後者では5番染色体短腕の部分欠失である猫なき症候群(5 p−、cat cry syndrome)がある。

　典型的な染色体異常症は多発する奇形のほかに知的障害を伴う。その多くは中等度以下の知的障害である。奇形では、心臓奇形のような重症なものから指の屈曲線異常のような機能的に差しつかえのないものまで幅広い。なお、後者は小奇形ともよばれる。

　ダウン症候群は、知的障害を伴う先天奇形の中でもっとも多く、800〜1,000出生に1の頻度である。母親の出産時年齢の上昇とともに頻度は高くなる。身体的特徴は、眼裂斜上、内眼角ぜい皮、舌の突出、単一の手掌屈曲線(猿線)などである。内臓奇形も多く、十二指腸閉鎖と心室中核欠損を中心とする。

　奇形症候群(malformation syndrome)としては、神経と皮膚が外胚葉由来のため同時におかされてくる神経皮膚症候群がある。映画『エレファント・マン』で有名な神経線維腫症である。常染色体優性の遺伝性疾患とされるが多くは遺伝子の突然変異で生じている。この疾患群はがん抑制遺伝子との関係でも有

コラム22　ゲノム・インプリンティング

　メンデル遺伝学では優性と劣性という機能的な差はあっても2つの遺伝因子(相同遺伝子という)が一対で存在して機能することで正常に働くことになる。ところが、この相同遺伝子の一方が欠落している病気の存在が見つかってきた。ゲノム・インプリンティング(genome imprinting)とよばれる。胞状奇胎やウイルムス腫瘍などの先天的ながんや、発達障害の疾患では15番染色体の微細欠失によって発症しているプラダー・ウイリー(Prader-Willi)症候群とアンジェルマン(Angelman)症候群である。前者は父親の染色体に生じた欠失で、後者は母親の染色体欠失で発症している。染色体上では同じ場所ながら症状は大きく異なり、プラダー・ウイリー症候群では精神遅滞、肥満、強迫的な過食が主症状で、アンジェルマン症候群では精神遅滞とてんかん発作である。共通しているのは精神遅滞と皮膚の色の白さである。

　この病態は遺伝子の発現過程における機能プログラムの異常であり、遺伝学的には特異な疾患である。今後はこの病態ががん発症の研究や表現形質と遺伝子異常との関係などでの研究に関与していくのであろう。

　なお、この疾患の診断は、その染色体上で中心となる遺伝子に蛍光物質をつけ、染色体の上でその蛍光物質を結合させ、顕微鏡下で該当する遺伝子の存在を確認する方法で診断される。FISH法とよばれる。なお、微細な染色体の欠失や転座などによる疾患は多い。最近、これらはマイクロアレイ染色体検査法によって検索が行われるようになった。

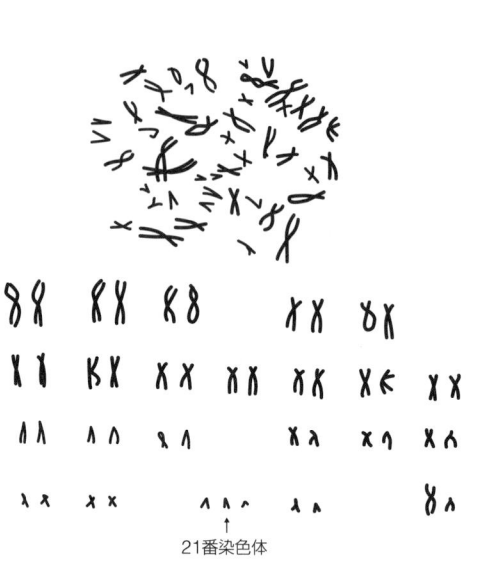

| 図表Ⅷ-1 | ダウン症患者の染色体 |

21番染色体

名である。

　分子遺伝学の進歩により微小な染色体異常症の病態が明らかにされてきている。プラダー・ウィリー症候群(Prader-Willi Syndrome)、アンジェルマン症候群(Angelman Syndrome)、脆弱X症候群(fragile X syndrome)などである。いずれも知的障害を伴っている。エピジェネティクスでの異常疾患として注目されている[コラム22・23]。

　対応は、奇形やてんかん発作への医療的対応と知的障害への教育的対応、そして能力障害に対する福祉や就労などの支援となる。

コラム23　　　　　　　　　　脆弱X症候群

　メンデルの遺伝法則に合わない遺伝病としてはミトコンドリア遺伝子の異常による母性遺伝性疾患やコラム22のゲノム・インプリンティング、そして、この脆弱X症候群(fragile X syndrome)がある。

　いくつかの遺伝子座は三つの連続したDNAの反復配列によって修飾されている。トリプレット・リピート(triplet repeat)病とよばれ、すでに20近い疾患が報告されている。この疾患もその代表的な疾患の1つである。

　母親のX染色体の長腕末端部にあるFMR-1とよばれる遺伝子の前(上流)にCGG(シトシン・グアニン・グアニン)の反復が60〜200回と長く続く。健常者では2〜60回の繰り返しである。そのためFMR-1遺伝子からの生合成が起こらず、児は知的障害となる。顕微鏡下でも染色体検査でX染色体の長腕末端部がしばしば半分欠けたように見える。X染色体性遺伝性疾患であるので男児に発症するが、女児にも軽症だが発症することがある。

　この3塩基反復は世代を経るごとにコピー数が増加する傾向があり、症状も重症化する。原因は不明であるが、斑入りトウモロコシの原因ともなっているトランスポゾン(toransposon；転移性遺伝因子)とよばれる遺伝子が別の部位から侵入してきているのではないかと推測されている。これは生物の多様性に関係する。

　治療として早期より葉酸を投与することが試みられている。葉酸欠乏の培養液で染色体の培養をするとこの現象が見られ、葉酸を培養液に加えて培養するとこの異常がみられないことから治療薬として投与が始まった。

2 脳性麻痺とその関連疾患

　国際疾病分類 ICD（international classification of disease）と DSM（diagnostic and statistical manual of mental disorders）は、子どもの発達障害の中で運動系発達の障害としては脳性麻痺と発達性協調運動障害をあげている。

2.1 脳性麻痺（cerebral palsy；CP）

　脳性麻痺は、受胎から生後4週以内までに生じた脳の非進行性、永続的な障害で、しかし変化しうる運動および姿勢の異常と定義されている（厚生省脳性麻痺研究班1981）。発生頻度は800〜1,000出生に1となっている。

　症状は多くが2歳までに明らかになってくる。周産期医療が進歩する以前の脳障害は、周産期の高ビリルビン血症（hyperbilirubinemia）による核黄疸、分娩時の低酸素・無酸素による皮質下白質軟化、周産期の感染症などによって生じていた。1970年ごろより早期産児の医療が進歩するとともに脳性麻痺の50％の児は2,500 g未満の低出生体重児から発症してくるようになった。脳の未熟性、心肺機能の低下、全身感染症による脳の循環障害などが原因となり、脳室内出血や白質壊死などの脳障害を生じている [図表Ⅷ-2]。なお、低出生体重児の多さは脳性麻痺に知的障害の合併率も高くさせている。

　画像検査が隠されている病巣を発見する上で重要であり、早期からの複数回の検査が好ましい。

　分類は、麻痺の広がりから単麻痺、片麻痺、対麻痺、四肢麻痺、両麻痺などとなり、筋緊張の異常から痙直型、アテトーゼ型、失調型などとなる [図表Ⅷ-3]。

　対応は早期からの療育訓練である。知的発達にも十分に配慮した運動系のリハビリテーションが中心になる [コラム24]。

　知的障害と運動障害が重度かつ重複している子どもたちは福祉行政から重症心身障害児とよばれ、対応が行われている。知的障害だけでなく視聴覚障害やてんかん発作などの合併も少なくない。医療的な対応も重要である。

| 図表Ⅷ-2 | 周産期脳障害の原因 |

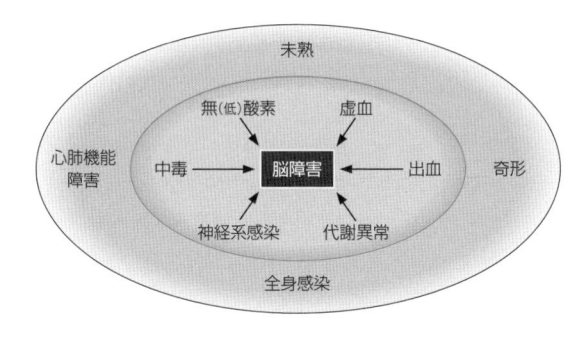

未熟
無(低)酸素　虚血
心肺機能障害　　中毒 → 脳障害 ← 出血　　奇形
神経系感染　代謝異常
全身感染

| 図表Ⅷ-3 | 麻痺の分類と病巣 |

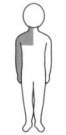

単麻痺
病巣 » 大脳皮質運動野または脊髄前角細胞、末梢神経

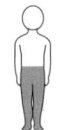

片麻痺
病巣 » 反対側の大脳皮質および皮質下、反対側の内包

対麻痺
病巣 » 両側大脳皮質運動野、脊髄、末梢神経

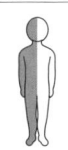

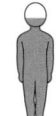

四肢麻痺または両麻痺
病巣 » 両側大脳半球、脳幹、頸髄、末梢神経、神経筋接合部

コラム24　リハビリテーションとテクニカル・エイド

　リハビリテーションの「リ」は「もとへ、再び」を、「ハビリテーション」は「適させる、能力をもたせる」を意味する。リハビリテーションとは「障害を受けた人を彼のなしうる最大の身体的、精神的、社会的、職業的、経済的な能力を有するまでに回復させること（全米リハビリテーション評議会、1942）」と定義される。

　学問的には「復権のための理論と技術の体系」となる。したがって、リハビリテーションには医師、看護師だけでなく、作業療法士（occupational therapist；OT）、理学療法士（physical therapist；PT）、言語療法士（speech therapist；ST）、臨床心理士（clinical psychologist；CP）、ソーシャルワーカー（social worker；SW）など多くの職種が関与する。彼らはチームプレーに徹し、お互いの専門性を最大に生かし利用者の希望する最高のQOLの実現に向かって努力しなければならない。1990年に発効した障害をもつアメリカ人法は参加と平等を権利として認め、ノーマライゼーションを宣言した。また、WHOもこれに呼応して2001年、障害の構造を心身機能、活動、参加の立場から主体的に評価することを提示した。2006年、国連は障害者の権利を宣言した。この思想は、地域・環境・共生のエコロジーモデルとなっている。

　テクニカル・エイド（technical aids）とはリハビリテーション機器を意味する。法律では補装具、日常生活用具、福祉用具となる。ここには給付制度が重なる。この背景にはバリアフリーの思想がある。欧米ではデザイン・フォア・オールやユニバーサル・デザインなどのことばとなる。

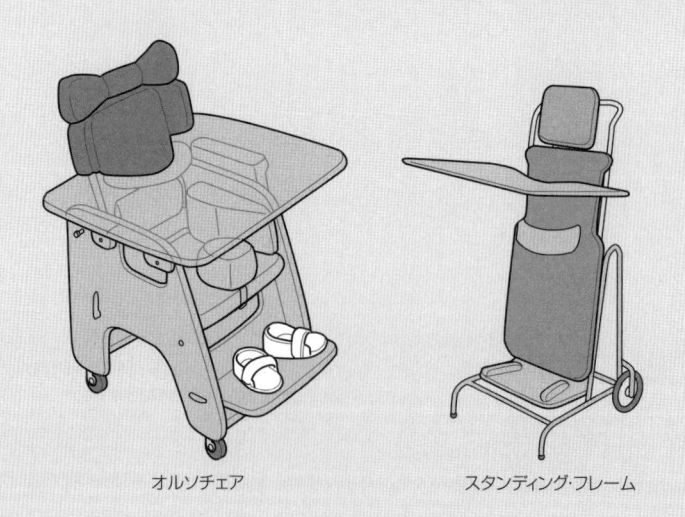

オルソチェア　　　　スタンディング・フレーム

2.2 発達性協調運動障害(developmental coordination disorder)

不器用な子ども(clumsy child)ともよばれる。頻度は症状の広がりから明確でない。かつて微細脳機能障害とされていた。不器用は視覚的・空間的操作の障害を基本とし、運動失行や構成失行も含まれる。近年の早期産児の増加はこの問題を軽視できない状況にさせている。視空間的操作の障害についてはフロスティッグ視知覚発達検査などで弁別能を見る方法がある。

対応は、通常学級の中で配慮をもった教育支援が中心になる。

3 てんかん(epilepsy)

てんかん(epilepsy)とは、脳内ニューロンの過剰な興奮が発作的に、繰り返して起きてくる疾患である。多くはけいれん発作と意識消失を主な症状とする。頻度は多く、1〜1.3%となる。

診断は、この反復する発作の確認と脳波による発作波の確認によって行う。

国際てんかん分類は図表Ⅷ-4のように大きく4つのグループに分ける。てんかんを局在関連てんかんと全般てんかんに二分し、それぞれを特発性と症候性に分ける。局在とはてんかん病巣が脳の中で局在している場合で、全般とはてんかん病巣が脳の中心部から全体に広がっていく発作を指す。特発性とは原因不明を意味し、症候性とは脳炎や脳外傷後遺症、脳腫瘍や代謝異常の潜在などである。

発作型は、全般発作と部分発作に分け、これも原発性と二次性に分ける。発作の病巣は前者では間脳を中心とし、後者では大脳皮質にてんかん焦点をもつ。これは脳波所見からも推測する。

脳波での発作波は棘波、棘徐波結合、発作性徐波などであり、これらが全般性に、あるいは焦点性に出現する[図表Ⅷ-5]。

根本的な病態は不明であるが、ニューロン・シナプス後膜でのイオンチャンネル(ion channel;膜輸送タンパク質)の異常が中心にあると考えられている。幼児期の熱性けいれんが側頭葉(海馬周囲)に虚血性障害を生じさせ、てんかん病巣をつくる場合もある。多発する熱性けいれんや非典型的な乳幼児期の

| 図表Ⅷ-4 | 局在関連てんかんと全般てんかんの病態と薬 |

A　局在関連てんかん　　　　B　全般てんかん

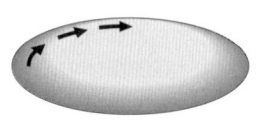

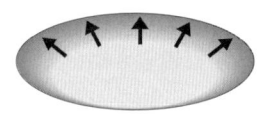

分類A｜特発性局在関連てんかん	分類B｜特発性全般てんかん
100% 軽快	80% 軽快
カルバマゼピン，バルプロ酸など	バルプロ酸など
分類C｜症候性局在関連てんかん	分類D｜症候性潜因性全般てんかん
50-60% 軽快	20% 軽快
カルバマゼピンなど	いろいろな薬の併用

| 図表Ⅷ-5 | てんかん発作時の脳波（上図：焦性性発作波、下図：全般性発作波） |

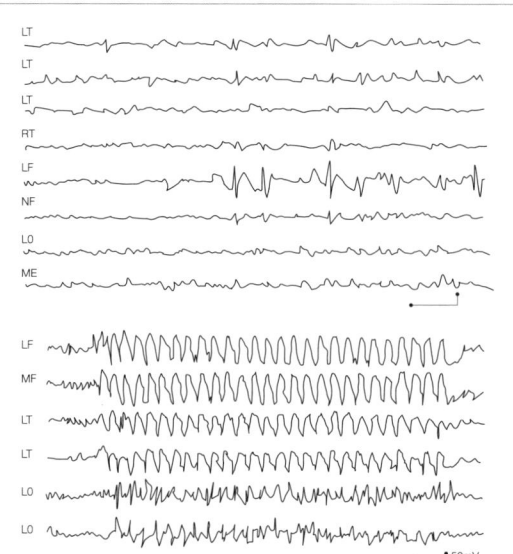

発作には注意が必要である。

　治療は抗けいれん剤の服用である。脳外科的に病巣切除や脳梁切除術などが一部に行われる。抗けいれん剤によりてんかん発作は80％がコントロールされている[図表Ⅷ-4]。測定により適切な血中濃度を維持し、副作用の防止につとめる。なお、幼児ほど行動上での問題も大きい。薬による安易な抑制は避けたい。知的発達を抑制する。

　なお、乳幼児期の特異なてんかんとして点頭てんかん(West syndrome；ウエスト症候群ともいう)とレンノックス症候群(Lennox syndrome)がある。発作型と脳波の特異性から診断される。知的障害や行動異常を合併し重症である。

4　精神遅滞(mental retardation；MR)

　精神遅滞(mental retardation；MR)は、我が国では知的障害(もしくは精神遅滞)と改正されたが、ICDやDSMの分類をはじめ多くの国々では精神遅滞とされている。我が国の教育資料(学童・生徒)によればその頻度は40万人前後とされる。

　精神遅滞の概念は、知能テストでの$-2\,SD$以下の評価と社会適応技能が標準以下($-2\,SD$以下)という2つの条件で示される(AAMR 1987)。例えば、WISC-Ⅲでは標準偏差が15のため、2倍がカットオフ値になる。70～55が軽度の知能障害、55～40が中度、40以下が重度となる。適応技能の評価についてはS-M社会生活能力検査などがあり、同様に$-2\,SD$以下の能力となる。

　しかし、1998年、アメリカ精神遅滞協会(american association on mental retardation；AAMR)は精神遅滞の概念を改定し、IQと適応技能という能力だけでの評価ではなく、地域社会の受け入れ能力も判断因子に含まれるべきとした[図表Ⅷ-6]。家庭環境と教育・社会環境の重要性を問うている。障害者に対するノーマライゼーション、参加と平等という思想である。知的障害の父と聡明な女の子と地域社会の人々との交流を描いたすばらしい映画『アイ・アム・サム』にこの思想はよく表現されている。

　ペンローズ(Penrose, L. S.)は、知能テストの頻度分布をしらべ、$-2\,SD$以下の頻度は理論的には2.27％となるが実際にはこれより0.29％も子どもの数が多いことから、前者は多因子的背景をもつ低文化群、後者は脳障害をもつ病

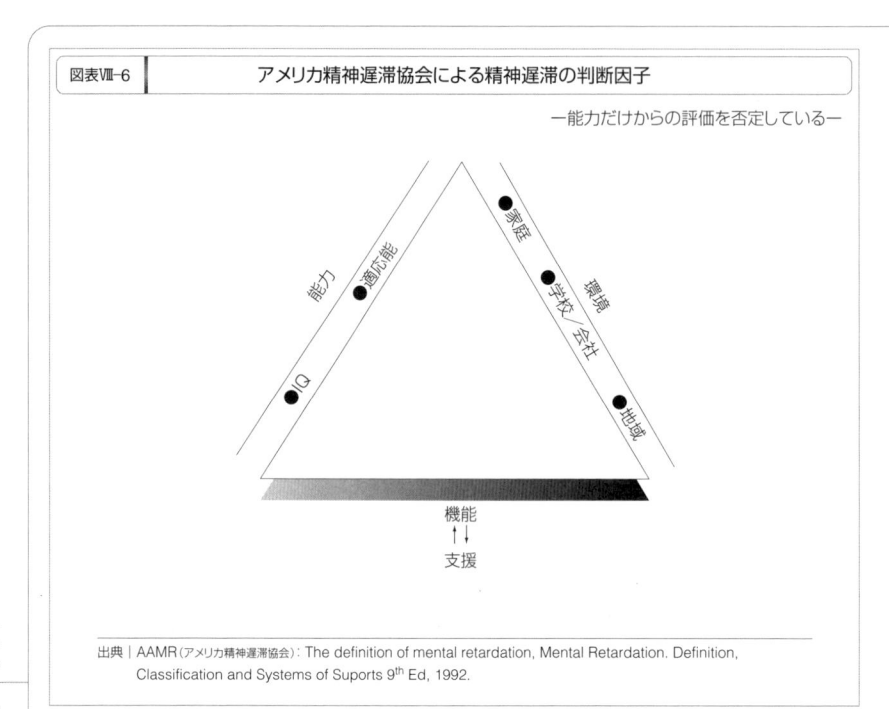

| 図表Ⅷ-6 | アメリカ精神遅滞協会による精神遅滞の判断因子 |

―能力だけからの評価を否定している―

（三角形の図：頂点から各辺に沿って「能力」「適応能」「IQ」、「家庭」「学校／会社」「環境」「地域」、底辺下に「機能 ↕ 支援」）

出典｜AAMR（アメリカ精神遅滞協会）: The definition of mental retardation, Mental Retardation. Definition, Classification and Systems of Suports 9th Ed, 1992.

理群の精神遅滞とした［図表Ⅷ-7］。また、すでに述べたように知能に関連する遺伝分子の多くがＸ染色体上にのっているためＸ染色体を1本しかもっていない男児は女児に比べ精神遅滞児の頻度が高い。

　精神遅滞の成因はまだ不明なことが多い。ハーグバーグら（Hagberg, G. & Hagberg, D. 1981）はスウェーデンの疫学調査から重度の精神遅滞児では55％は出生前の成因として推定でき、不明は20％であったが、軽症の精神遅滞児では出生前の成因と推定できたのはわずか23％で、不明が55％であったと報告している。

　精神遅滞への指導は、生活指導と知的能力にあった教育プログラムである。長い時間をかけて少しずつ指導の行われることが望ましい。ヴィゴツキーが述べたように子どもの少し上のレベルに目標をおき、体験を合わせて教育プログラムを考える。感覚系のどこから教育効果が成功するのかはわからない。五感をフルに使った指導が望ましい。子ども同士での遊びも重要な刺激法である。

　特異な精神遅滞としてかつてイデオサバン（idiot savant）といわれた子どもた

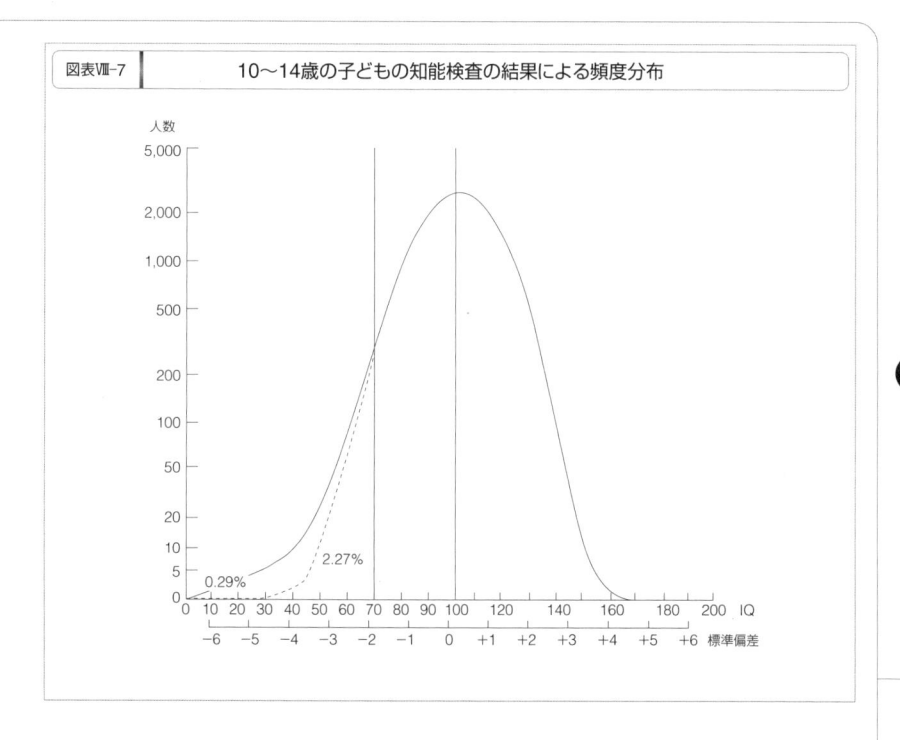

| 図表Ⅷ-7 | 10～14歳の子どもの知能検査の結果による頻度分布 |

ちがいた。イデオは白痴(最重度の精神遅滞)、サバンは賢いの意味である。知能テストでは明らかに遅れていながら音楽、絵画、数学、日付の計算、記憶などにテストからは考えられないような能力を示す子どもたちである。今日では、彼らは自閉的な傾向をもつため特異な自閉症の一群とされている。

5 広汎性発達障害(pervasive developmental disorder；PDD)
―自閉性障害(autistic disorder)とアスペルガー障害(Asperger's disorder)―

広汎性発達障害(Pervasive developmental disorder；PDD)とは、自閉性障害(autistic disorder)、アスペルガー障害(Asperger's disorder)、小児期崩壊性障害などを包括する疾患名である。自閉性障害はカナー(Kanner, L. 1943)によって、アスペルガー障害はアスペルガー(Asperger, H. 1944)によってほぼ同じ頃に報告された。自閉性障害は発表者の意見に従って自閉症(infantile autism)ともいわれる。

自閉性障害の診断は、①情緒的相互性の著明な欠如(表情でわかり合えない、相手の気持ちが読めない、興味を共有できない)での2項目、②コミュニケーションの障害(話しことばが使えない、オウム返しや常同語が多い、ごっこ遊びができない)か

ら1項目、③限定された興味へのこだわりから1項目、それらが3歳以前に始まるという基準で診断される[図表Ⅷ-8]。

　アスペルガー障害は、前記の中で話しことばの遅れを含めていない。なお、我が国では高機能自閉症ということばがよく使用される。知的に異常のない自閉症となっている。アスペルガー障害との区別はことばの遅れの有無で分けられているがその線引きは明確でない。なお、診断基準での境界の曖昧さが自閉症スペクトラム（autism spectrum）ということば（ウイング；Wing, L. 1976）を生んだ。自閉症には知的障害や多動などがしばしば合併する。

　病因は不明である。遺伝と環境の相互作用によると考えられている。これまでの研究では、オーニッツ（Ornitz, E. M.1974）の知覚の恒常性障害論、カナーの自閉論、ラター（Rutter, M. 1979）の言語障害論、ホブソン（Hobson, J.A.1986）の感情認知障害論、バロン・コーエン（Baron-Cohen, S. 1990）のこころの障害論などを生んだ。いずれも自閉症の病態を説明するには至っていない。アスペルガー障害のWISCでは、言語性IQと動作性IQの点数間の差が大きい。自閉性障害では、各下位項目での点数のばらつきが目立つ[図表Ⅷ-9]。しかし、WISCのこ

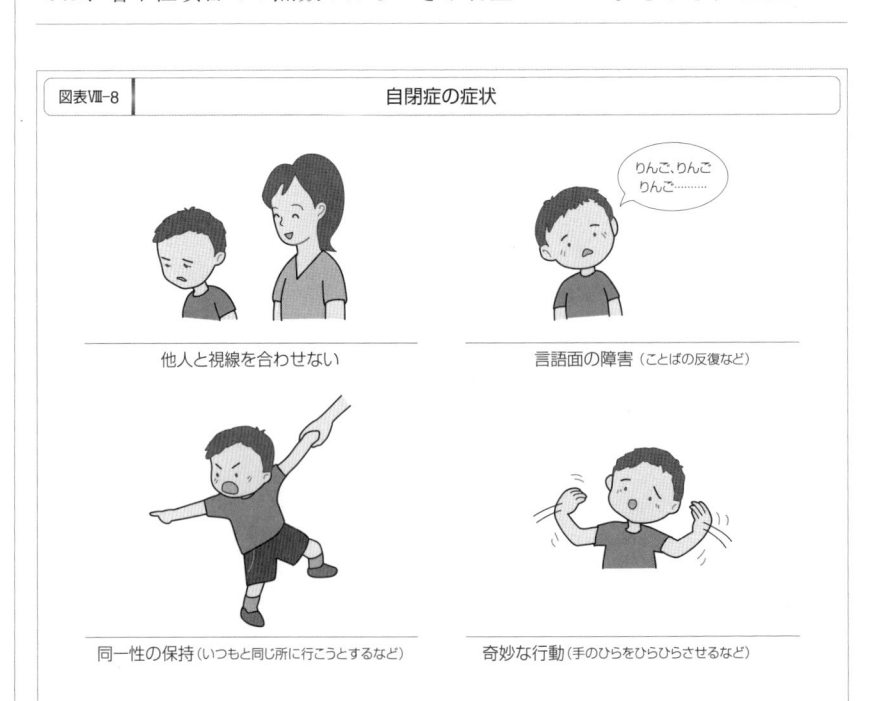

図表Ⅷ-8	自閉症の症状
他人と視線を合わせない	言語面の障害（ことばの反復など）
同一性の保持（いつもと同じ所に行こうとするなど）	奇妙な行動（手のひらをひらひらさせるなど）

図表Ⅷ-9　いろいろな発達障害に見られる WISC-Ⅲ のパターン

① ADHD、8歳、男児。全体にばらつきが目立ち、注意、処理機能に劣る。

	IQ			群指数			
	VIQ	PIQ	FIQ	言語理解 VC	知覚統合 PO	注意記憶 FD	処理速度 PS
	99	111	105	111	116	85	86

下位検査評価点（言語性検査／動作性検査）:
知識14、類似11、算数2、単語11、理解13、（数唱10）、完成11、符号8、配列13、積木12、組合14、記号7、迷路8

② 精神遅滞、9歳、女児。言語性、動作性ともに低下している。

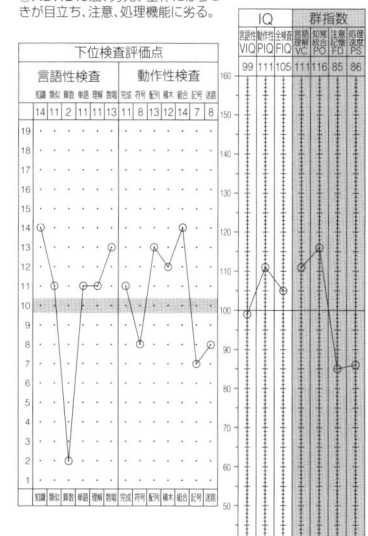

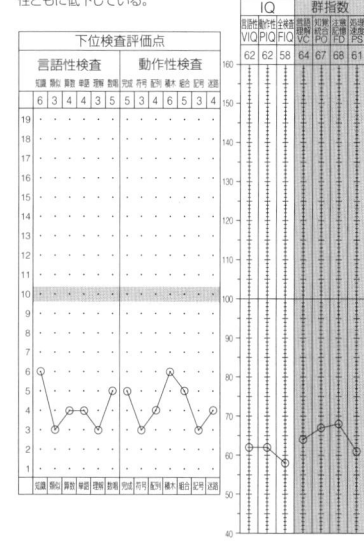

	IQ			群指数			
	VIQ	PIQ	FIQ	VC	PO	FD	PS
	62	62	58	64	67	68	61

下位検査評価点: 6、3、4、3、4、（ ）、3、5、3、5、3、3、4

③ アスペルガー障害、12歳、男児。言語性が高く、動作性に劣る。ばらつきが目立つ。

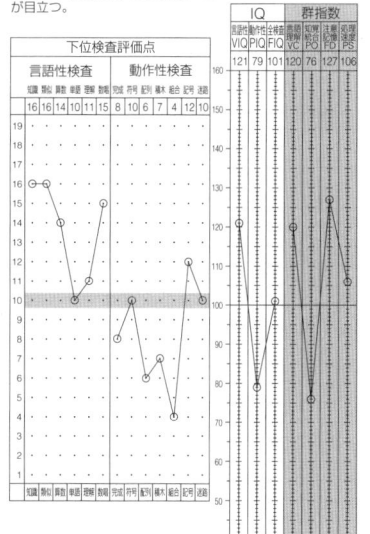

	IQ			群指数			
	VIQ	PIQ	FIQ	VC	PO	FD	PS
	121	79	101	120	76	127	106

下位検査評価点: 16、16、14、10、11、15、8、10、6、7、4、12、10

④ 自閉性障害＋精神遅滞、9歳、男児。全体に劣るが、動作性が比較的に高い。精神遅滞に比してばらつきがある。

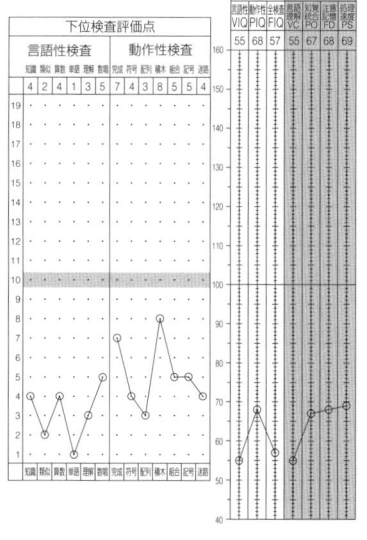

	IQ			群指数			
	VIQ	PIQ	FIQ	VC	PO	FD	PS
	55	68	57	55	67	68	69

下位検査評価点: 4、2、4、1、3、5、7、4、3、8、5、5、4

| 図表Ⅷ-10 | 自閉症スペクトラム質問紙（ASSQ-R） |

記入年月日：20＿＿年（西暦）＿＿月＿＿日
記入した人：□母親　□父親　□担任

お子さんの名前：＿＿＿＿＿＿＿＿＿＿＿＿＿
お子さんの生年月日：＿＿＿＿年＿＿月＿＿日（満＿＿歳）

あなたのお子さんについて、「はい」、「多少」、「いいえ」の欄に✔または×を記入してください。同じ年齢の児童生徒と比べて、特に目立つかどうかで考えて判断してください。

		はい	多少	いいえ
		□2	□1	□0
1.	大人びている。ませている。	□	□	□
2.	みんなから、「○○博士」「○○教授」と思われている（例：カレンダー博士）。	□	□	□
3.	他の子どもは興味を持たないようなことに興味があり、「自分だけの知識世界」を持っている。	□	□	□
4.	特定の分野の知識を蓄えているが、丸暗記であり、意味をきちんとは理解していない。	□	□	□
5.	含みのある言葉や嫌みを言われても分からず、言葉通りに受けとめてしまうことがある。	□	□	□
6.	会話の仕方が形式的であり、抑揚なく話したり、間合いが取れなかったりすることがある。	□	□	□
7.	言葉を組み合わせて、自分だけにしか分からないような造語を作る。	□	□	□
8.	独特な声で話すことがある。	□	□	□
9.	誰かに何かを伝える目的がなくても、場面に関係なく声を出す（例：唇を鳴らす、咳払い、喉を鳴らす、叫ぶ）。	□	□	□
10.	とても得意なことがある一方で、極端に不得手なものがある。	□	□	□
11.	いろいろな事を話すが、その時の場面や相手の感情や立場を理解しない。	□	□	□
12.	共感性が乏しい。	□	□	□
13.	周りの人が困惑するようなことも、配慮しないで言ってしまう。	□	□	□
14.	独特な目つきをすることがある。	□	□	□
15.	友達と仲良くしたいという気持ちはあるけれど、友達関係をうまく築けない。	□	□	□
16.	友達のそばにはいるが、一人で遊んでいる。	□	□	□
17.	仲の良い友人がいない。	□	□	□
18.	常識が乏しい。	□	□	□
19.	球技やゲームをする時、仲間と協力することに考えが及ばない。	□	□	□
20.	動作やジェスチャーが不器用で、ぎこちないことがある。	□	□	□
21.	意図的でなく、顔や体を動かすことがある。	□	□	□
22.	ある行動や考えに強くこだわることによって、簡単な日常の活動ができなくなることがある。	□	□	□
23.	自分なりの独特な日課や手順があり、変更や変化を嫌がる。	□	□	□
24.	特定の物に執着がある。	□	□	□
25.	他の子どもたちから、いじめられることがある。	□	□	□
26.	独特な表情をしていることがある。	□	□	□
27.	独特な姿勢をしていることがある。	□	□	□

はい2点　　多少1点　　いいえ0点
判定：保護者が記入した時、19点以上　担任教師が記入した時、22点以上
＊注――この質問紙はEhlers, Gillberg & Wingによる論文（1999）をもとに井伊智子らにより日本語用に改変された。

の所見は診断根拠とはならない。質問紙によって行動内容の把握をすることが大切である[図表Ⅷ-10]。

一方、生物学的研究では、病態の中心を大脳辺縁系など旧い脳機能におく研究が多い。環境が与える脳へのエピジェネティックな影響である。そのほか脳幹部に器質的異常をもつ症例からHOX遺伝子に関係があるとする意見もある（ローディエル；Rodier, P. M. 2000）。この考えではカナー型自閉症とアスペルガー型自閉症は異なる病態をもつ疾患であることを示唆している。しかし、いずれもまだ全体の説明に欠ける。

治療は、コミュニケーション能の向上と他者の気持ちをイメージできる能力をどう育てるかに目標を置く。前者では視覚系を優先したTEACCHプログラム（ショプラー；Schopler, E. 1995）が広く行われている。

予防としてテレビを2歳まで見せない運動も行われている。視覚処理能がゆるやかに成熟する脳の特異的発達特徴がテレビにより表情認知の発達を混乱させるというリスク論である。幼児期のテレビの見せ過ぎはコミュニケーション能力の発達を遅らせることと関係する。

6 注意欠陥／多動性障害(attention deficit／hyperactivity disorder；ADHD)

注意欠陥／多動性障害（以下ADHDとする）も微細脳機能障害から分離されてきた。この病名ほど安易につけられている疾患もない。そのため地域により頻度がばらつき、3〜8％と報告されている。

幼児は一般に多動であり、不注意も多い。どこからADHDとするか、どこから社会性の未熟や自律障害とするかは難しい。診断は、不注意、多動性、衝動性の3面より行われ、不注意の9項目、多動と衝動性の9項目からそれぞれが6項目以上において認められ、それらが6か月以上続き、2か所以上で確認されることが条件となる。学校ではADHD、家庭では異常なしではいけない。内容では不注意優位型、多動／衝動性優位型、混合型とに分けられる[図表Ⅷ-11]。

社会的、学業的、職業的にいろいろな問題を二次的に起こしてくる。注意すべきことはこの症候がてんかん、自閉症、精神遅滞、その他の疾患にもしばしば認められることである。専門医による鑑別診断が重要となる。我が国

図表Ⅷ-11　ADHDの分類

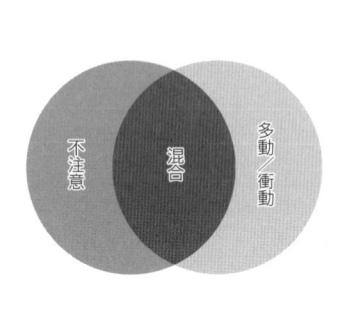

不注意　混合　多動／衝動

では約3％といわれ、男女比は3:1で男に多い。

　ADHDは脳の機能障害である。脳では前頭葉での行動抑制機能の低下が機能的MRIで指摘されている。双極性障害（躁うつ病）との関連性を指摘する研究も多い。症状だけで簡単にADHDと診断すべきではない。WISC検査や質問紙により客観的に把握すべきである［図表Ⅷ-9・Ⅷ-12］。ADHDには遺伝的素因もあり、シナプスでのノルエピネフリンとセロトニンの作用機序に障害があるとも推測されている。

　ADHDにはリタリン（ritalin；methyl phenidate；メチールフェニデート）を投与されることが多い。シナプスでの機能強化を目的とするが、リタリンは覚醒剤であり、場合により逆効果や中毒性の副作用を起こす。なお、ノルエピネフリンの作用機序はタバコのニコチン効果と関係するため親の喫煙禁止が重要である。

　治療には、意欲や自信を持たせる遊びや作業（ソーシャル・スキルトレーニング）、両親を子どものサポーターとして教育するペアレント・トレーニングなどがある。学校では叱責を受けやすく、いさかいも多い。反抗や不登校に発展させない二次障害への対応が重要である。

図表Ⅷ-12　　　　　　　　注意欠如・多動性障害の診断基準

A. (1)か(2)のどちらか：
(1) 以下の不注意の症状のうち6つ（またはそれ以上）が少なくとも6か月間持続したことがあり、その程度は不適応的で、発達の水準に相応しないもの：
〈不注意〉
　(a) 学業、仕事、またはその他の活動において、しばしば綿密に注意することができない、または不注意な間違いをする。
　(b) 課題または遊びの活動で注意を集中し続けることがしばしば困難である。
　(c) 直接話しかけられたときにしばしば聞いていないように見える。
　(d) しばしば指示に従えず、学業、用事、または職場での義務をやり遂げることができない（反抗的な行動、または指示を理解できないためではなく）。
　(e) 課題や活動を順序立てることがしばしば困難である。
　(f) （学業や宿題のような）精神的努力の持続を要する課題に従事することをしばしば避ける、嫌う、またはいやいや行う。
　(g) 課題や活動に必要なもの（例：おもちゃ、学校の宿題、鉛筆、本、または道具）をしばしばなくしてしまう。
　(h) しばしば外からの刺激によってすぐ気が散ってしまう。
　(i) しばしば日々の活動で忘れっぽい。
(2) 以下の多動性-衝動性の症状のうち6つ（またはそれ以上）が少なくとも6か月間持続したことがあり、その程度は不適応的で、発達水準に相応しない：
〈多動性〉
　(a) しばしば手足をそわそわと動かし、またはいすの上でもじもじする。
　(b) しばしば教室や、その他、座っていることを要求される状況で席を離れる。
　(c) しばしば、不適切な状況で、余計に走り回ったり高い所へ上がったりする（青年または成人では落ち着かない感じの自覚のみに限られるかもしれない）。
　(d) しばしば静かに遊んだり余暇活動につくことができない。
　(e) しばしば"じっとしていない"、またはまるで"エンジンで動かされるように"行動する。
　(f) しばしばしゃべりすぎる。
〈衝動性〉
　(g) しばしば質問が終わる前に出し抜けに答え始めてしまう。
　(h) しばしば順番を待つことが困難である。
　(i) しばしば人の話をさえぎったり、割り込んだりする（例：会話やゲームに干渉する）。
B. 多動性-衝動性または不注意の症状のいくつかが7歳以前に存在し、障害を引き起こしている。
C. これらの症状による障害が2つ以上の状況（例：学校（または職場）と家庭）において存在する。
D. 社会的、学業的、または職業的機能において、臨床的に著しい障害が存在するという明確な証拠が存在しなければならない。
E. その症状は広汎性発達障害、統合失調症、または他の精神病性障害の経過中にのみ起こるものではなく、他の精神疾患（例：気分障害、不安障害、解離性障害、またはパーソナリティ障害）ではうまく説明されない。

出典｜APA編, 髙橋三郎他訳: DSM-IV-TR 精神疾患の分類と診断の手引き 新訂版, 医学書院, pp.59-61, 2003.

2 学習障害(learning disability；LD)

それほど目立つ障害ではないが、正常とはいえない発達障害の存在は50年以上も前から知られていた。当時、このような子どもたちは微細脳機能障害(minimal brain dysfunction；MBD)といわれていた。アメリカ精神医学会は、この中からいくつかの疾患を特徴づけた。学習障害はその1つである。

DSMの概念では、学習障害は読み、書き、算数の障害とされている。もっとも多いのは読字障害(ディスレキシア；dyslexia)である。アメリカ全米合同学習障害委員会は読み、書き、算数に話す・聞くの障害を含めた。我が国の文部科学省もこれに準じている。DSMでは話す・聞くの障害はコミュニケーション障害として別にしているため、診断に混乱が生じる結果となった。そのため、一部のアメリカ専門書では軽度の精神遅滞と学習障害を同じ概念として説明している。

学習障害の頻度は、上記のような理由もあってアメリカでは州により大きく異なっており3～8％になる。我が国の頻度はDSMの基準にしたがえば1～3％となる。男女比ではわずかに男児が多い。我が国の頻度の低さは表意文字(漢字)と表音文字(かな)を使うからだとも考えられており、このことは海外の解説書にもよく取り上げられている。

病態は視覚での認知(狭い意味での)と表出での障害を基本とする。後頭葉の第一次視覚野に入力されてくる網膜からの情報はここから複数のルートに分けられ理解の処理にすすんでいく。かなと漢字の処理過程は異なっている。ここでは右脳と左脳の機能差も関係する。学習障害はこの処理過程のどこかに問題をもっていることになる。表出面では運動失行の可能性も存在する。これらの経路は脳室周囲白質軟化の部位と重なることがあるため、早期産児の増加は学習障害の増加につながる可能性がある。

話す・聞くの処理過程は側頭葉上縁の一次聴覚野から優位半球側頭葉のウェルニッケ野、弓状線維束、ブローカー野へのルートを通る。この優位半球は一般に左脳である[図表Ⅷ-13]。脳梁の小さい男児は女児に比べ話す・聞くの発達が遅れるリスクをもつ。

学習障害の指導は残されているルートからの教育効果をどう利用し、興味

| 図表Ⅷ-13 | 学習障害(読字障害)児の機能的 MRI |

意味のあるカナ文章を無意味な記号列を混合しながら読ませた場合、健常児では左脳の中側頭葉に血流が集中し文章を読んでいることがわかるが、読字障害児では血流の集中ができず、読めていないことがわかる。

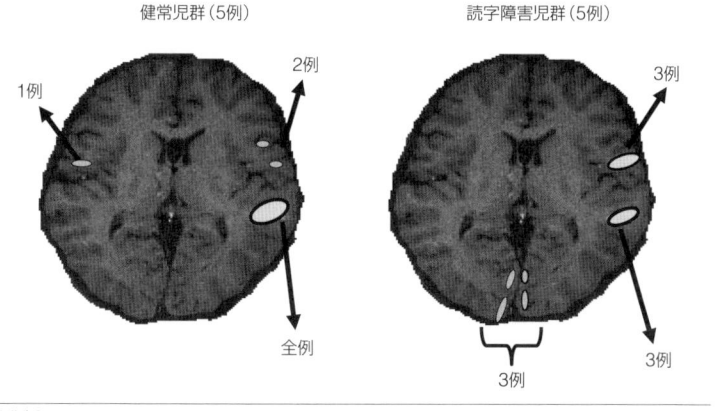

健常児群(5例)　　　　読字障害児群(5例)

1例　2例　　　　　　3例
全例　　　　　　　　3例
　　　　　　　　　　3例

出典｜Seki A, et al. Brann Dev. 23: 312-316, 2001.

をもたせつつ学習させるかにある。指でおさえて読む、声を出して読み、書く。注意を集中させる、視覚からも同じ意味の情報を同時に入力する、手指の動作を伴わせるなどである。学習面での特別支援が求められる。

8　特異的言語発達障害・コミュニケーション障害

　特異的言語発達障害(specific language impairment)は WHO の分類である ICD-10 において使用され、コミュニケーション障害(communication disorder)はアメリカ精神医学会 DSM-IV において使用されている。両者ともことばの表出、受容―表出、構音での障害を指し、広汎性発達障害や精神遅滞、感覚障害に起因するものを除外している。なお、後者では吃音も含めている。

　この疾患は幼児に見られる単純なことばの遅れとどう区別するかが問題となる。頻度も1～5％と幅広い。学童期になっても症状が続くような場合に考慮されるべきであろう。

　病因は不明の場合が多いが、脳におけることばの機能化になんらかの障害

が生じた結果と考えられている。この障害は二次的に学習問題や心理的問題を起こしてくることが多く、非言語的な面からの知能評価や神経学的な評価、脳MRIの検査など病態の正しい解析とそれに応じた支援が重要となる。

7 こころに傷を受けた子どもたち(1) ―被虐待児―

被虐待児(battered baby and child syndrome；虐待後遺症)は、身体的な虐待、性的虐待、心理的虐待、ネグレクト(neglect)に分けられる。前3者は積極的な虐待である[図表Ⅷ-14]。

繰り返される虐待は次第に大脳辺縁系での痛みの感覚を麻痺させ、結果的に脳はその虐待を受け入れていく。乳幼児期に繰り返して受けた暴力は知的、社会的、情動的な学習を阻害するだけでなく、大脳辺縁系への虐待の刷り込みとなり、知的・精神的行動上での異常を起こす。虐待を受けた児が大人になったとき、同じことを我が子に繰り返すリスクにもつながる。

ネグレクトは無視とも訳される。子どもの保護を放棄し、会話をせず、食

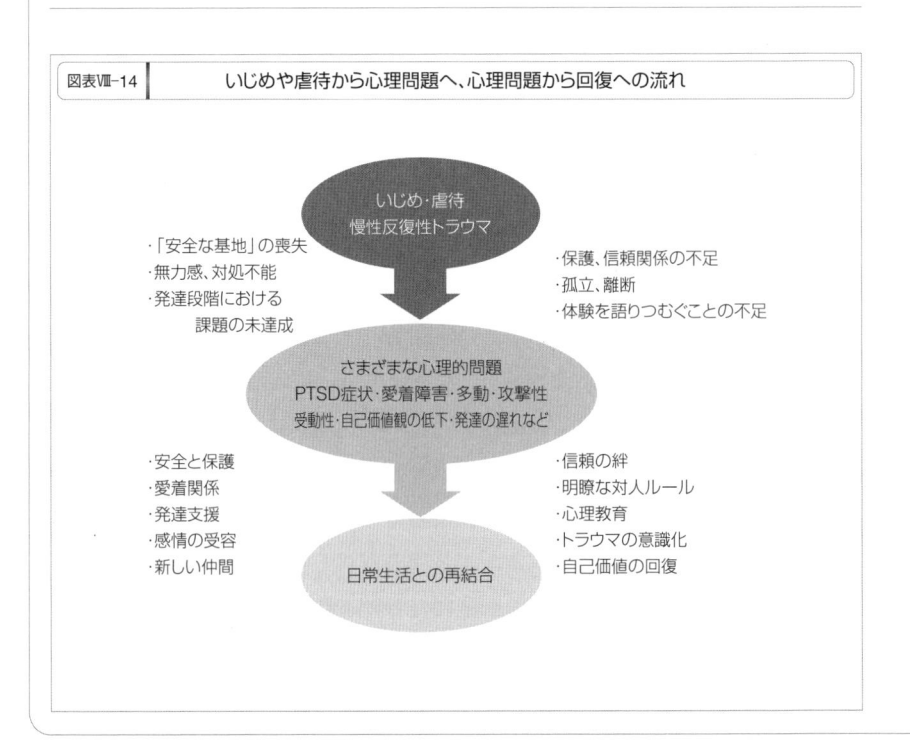

図表Ⅷ-14　いじめや虐待から心理問題へ、心理問題から回復への流れ

いじめ・虐待
慢性反復性トラウマ

・「安全な基地」の喪失
・無力感、対処不能
・発達段階における
　課題の未達成

・保護、信頼関係の不足
・孤立、離断
・体験を語りつむぐことの不足

さまざまな心理的問題
PTSD症状・愛着障害・多動・攻撃性
受動性・自己価値観の低下・発達の遅れなど

・安全と保護
・愛着関係
・発達支援
・感情の受容
・新しい仲間

・信頼の絆
・明瞭な対人ルール
・心理教育
・トラウマの意識化
・自己価値の回復

日常生活との再結合

事や身辺自立への介助を放棄している状態を指す。親子間での会話の消失は児のことばの発達を阻害し、身辺自立を遅らせ、児の社会化やコミュニケーション能力を阻害してしまう。マターナル・デプライベーション (maternal deprivation) ともいわれる。核家族化によって周りが気づかない不適切な育児、母親の出産後に生じるうつ病などによる児への語りかけの消失などもある。両者とも地域社会の無関心から発見が遅れていく。早期に発見し児を守ることが重要となる。児の保護は親権を上回ることを理解しておかねばならない。

10 こころに傷を受けた子どもたち(2) ―不登校とひきこもり―

　不登校は急速に地域社会が変質を始めた1960年ごろより目立ち始めた。その後にひきこもりや心身症が続くようになった。いじめは昔からあった。しかし、村社会ともいえる地域社会ではそれが極端に走ることはなかった。しかし、少子化、核家族化、学歴指向化はこのバランスを崩すことになった。子どもたちの社会的自立が遅くなり、こころが未熟のまま年齢だけが数を重ねてしまった。

　不登校やひきこもりは病名ではない。こころの葛藤の状態像である。周囲からの期待は耐えがたきストレスとなり、こころが社会化の遅れの中で悩む状態像である。しかし、問題は二次的に生じてくるさまざまな問題、とくに精神的、身体的症状にある。頭痛やめまい、不眠などの身体的な訴え、いろいろな恐怖症、強迫行為、拒食や過食などの摂食障害 (神経性無食欲症あるいは大食症)、気管支喘息などの心身症、自傷 (リストカットなど) や自殺願望、家庭内暴力、テレビゲームやメールへの過剰な依存などである。極端な肥満ややせ、パニックや過換気症候群、突然にそり返る発作 (転換性障害・転換反応) などもみられる。

　診断上ではこれらの背景に精神病が存在しないことが条件となるが、人格形成の未熟な青年たちでの鑑別はときに困難を伴う。親離れ・子離れのできていない新しいタイプの分離不安が背景に存在することも経験する。また、選択性緘黙 (かんもく) や幼児期の確認されていない虐待・ネグレクトなどによる反応性愛着障害が背景に存在していることもある。背景への考察は十分

になされるべきである。

　ひきこもりの青年たちの示す問題行動には社会参加のできないことが根底にある。逆にいえば、彼らが家庭から外に出ることのできないことを意味する。思春期とは性をもっとも強く意識するときであり、性的存在を自覚するためには家庭から外に踏み出すことが絶対条件となる。家庭の中にいる限り性的な存在はない。性コンプレックスである。ここにフロイトやエリクソンの性の理論が重なってくる。

　自我成熟の遅れている思春期の青年たちにとっては生活環境からくるわずかなきっかけが社会参加を困難にさせている。このような思春期の心理的なストレスは、一方において非行や反抗、家庭内暴力などの攻撃性に向けられたり、ニート(Not in education, employment, or training；NEET)とよばれる社会への無気力な対応となっている。彼らは愛着と反発の両側性を示し、指示の無視や努力の放棄など受動的攻撃を示す。彼らの自己評価はしばしば低く、自己中心的であり、ストレスに弱い。学童期にはよい子であった子どもたちから発症する場合も少なくない。このような自我形成の未熟な背景には、幼児期からの過保護、過干渉、逆に、両親の育児への無関心などを指摘する意見がある。また、親自体にも幼児期での生いたちに問題を潜在させている場合もある。

　ひきこもりをコフートは第Ⅵ章で述べた自己愛の成熟過程の問題としてとらえている。人間は全て自己愛の感情を持っているが、コフートは、この成熟には「自己─対象」の中での自己の成長を重要視する。幼児期に母親からあなたは何でもできるという過剰なほめことばから自分を錯覚し、親の過去の苦労に思いを馳せることなく今の華やかさのみを見て、そこから目覚めていない状態といえる。コフートは、野心と理想との間に生じなければならない自己愛の緊張を他人との間に活性化させることができないでいる状態とした。同じ内容をもち大人になりきれない青年はピーターパン症候群(Peter Pan syndrome)ともよばれる。

　一方、社会からのストレスに耐えきれないでいる青年たちの生理機構はセリエのストレス性から説明される。セリエは、視床で受けたストレスは通常、視床下部─副腎髄質、副腎皮質との連携で自律神経系、内分泌系で反応し対処するが、それが個人の許容度を超えるものであったり、繰り返されること

によって身体と行動に精神的影響を受けていくと説明した(第Ⅳ章5参照)。副腎皮質からのグルココルチコイドは海馬の受容体を阻害する。ここではストレスタンパク(熱ショックタンパク)の関与を指摘する研究もある。

対応は心理的カウンセリングを中心に行い、場合によっては薬物投与を行う。行動療法の効果も報告されている。自殺への注意も必要である。

11 反抗挑戦性障害

反抗挑戦性障害(oppositional defiant disorder；ODD)とは、少なくとも6か月持続する拒絶的、反抗的、挑戦的な行動とされる。具体的にはかんしゃく、口論、反抗、怒りなどで、学業的、社会的に著しい障害をひき起こしているとされる。頻度のカットオフ値をDSMは週に2〜4回としている。男児は女児の2、3倍と多い。頻度は生活環境や地域の文化に影響される。幼児期のしつけの脱落、衝動的な親による養育環境、親の情緒的なかかわりの少なさなどが病因としてあげられる。遺伝学的、神経生物学的、気質的要因の関与も重なる。ADHDに合併することもある。

診断上では分離不安や適応障害のような心因的な要因で生じている類似の行動を除外する。

対応は親の対処訓練、すなわち正の強化が有効とされる。

反抗挑戦性障害は年長になると行為障害(conduct disorder；CD)に移行する傾向があるとされる。そのような場合には向精神薬の併用も考慮される。

第IX章 育ちを支える社会機構

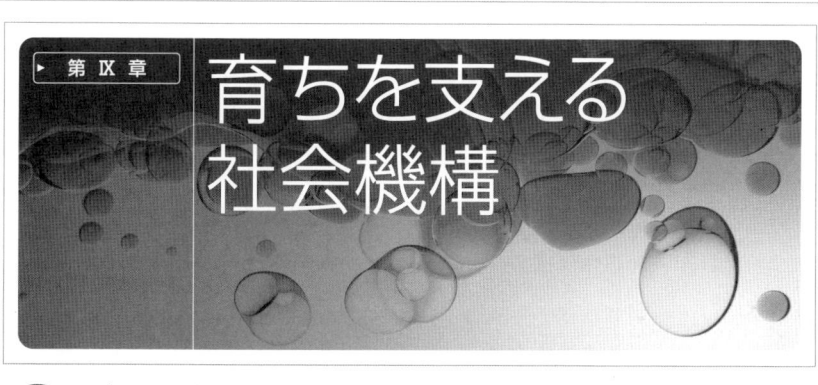

要約 育ちは、家族や友だち、学校などとの関係だけで育つものではない。社会全体としてはぐくまれてこそ育つものである。育ちに関係する社会機構には、医療、保健、教育、福祉、地域社会などが関係する。行政と結びつく場合も少なくない。この項ではこの順に添って述べていく。残念ながら、我が国の社会機構はこの点で凹凸が大きい。縦割り行政のシステムが社会のグローバル化に追いついていないからであろう。NPOなど社会の中での第3セクターの成長が遅れていることも意識されねばならない。

1 医療

　医療における子どもの育ちは、小児科医を中心にして産婦人科医、小児外科医、児童精神科医など多くの診療科によって保障されている。疾病への対応は子どもクリニック、子ども病院、大学病院小児科などを中心に専門医によって行われる。日本小児科学会や日本小児科医会、日本小児神経学会や児童精神医学会などの学会がそれぞれに活動を行っている。これらの学会は多くが専門医制度をとっている。専門医による診療を求めることが原則となろう。とくに神経疾患、循環器疾患、発達障害、その他の慢性疾患などは子どもの時だけでなく成人になっても問題を抱えていく。子どもの時だけで問題は終わらないことの理解が重要である。それだけに、これらの機関で受けた診療や検査の記録はコピーなども含め保護者は児が成人になった時のために保存しておくことが大切である。

　子どもは自分の不調を具体的に、かつ的確に訴えることができない。専門医だけでなく、日頃からかかりつけ医とコミュニケーションをもち、子ども

の体質・気質を理解してもらっておくことも大切である。

なお、医療の中でも特異な領域がある。奇形や先天性疾患である。親や同胞のこころの不安のみならず本人自身が他から見られることや成人になっての結婚などで遺伝的な悩みとなる。このような場合は遺伝相談専門医への相談が重要となる。残念ながら小児科医で臨床遺伝相談医を兼ねている医師は少ない。日本人類遺伝学会のホームページからアクセスすることで情報が得られる。

発達に遅れやリスクをもつ子どもたちへの対応は、障害の内容別に対応する時代は終わり、心身障害児総合通園センターなどで総合的に発達指導が行われる時代となった。しかし、きわめて稀な疾患や症状が重複している疾患ではその方面での専門医の診察も受けるべきであろう。なお、これらの専門医を受診した場合はできるだけ文書にして所見や意見をもらっておくことも大切である。

2 保健

我が国の母子保健事業は1965年に制定された母子保健法によってスタートした。世界的に高く評価されている母子健康手帳の交付と健診制度の充実である。なお、3歳児健診や、日本脳炎やポリオのワクチン投与はすでに1960年にスタートをしている。この時代には抗生物質も乳幼児の年齢で使用が可能となり、感染症の激減や周産期死亡率の減少となった。このような医療の進歩は死亡率の低下となり、一方で発達障害児への関心を高めることになった。1971年には発達にも視点をおいた1歳6か月健診が始まった。

当時、ボバース夫妻やボイター博士(Vaclav Vojta)などによる脳性麻痺への神経促通理論が我が国にも知られるようになり、早期診断だけでなく療育の面でも医師や保健師の関心を高め、予防への考えが定着した。

1970年から先天性代謝異常症へのマス・スクリーニングが開始され、フェニールケトン尿症、先天性甲状腺機能低下症など6種類の疾患について新生児期での早期発見と早期治療が開始された。

しかし、一方においてサリドマイド乳児、先天性風疹症候群、森永ヒ素ミルク事件など乳幼児をめぐる残念な事件も生じていた。

最近の20年、母子保健行政はエイズやB型肝炎など感染症への予防、喫煙問題など妊娠中の母体の健康管理、低出生体重児・早期産児などリスク児への訪問指導、虐待やネグレクトなどへの防止や支援、むし歯予防、発達相談と指導、発達遅滞児への療育支援などが重点的に行われている。

　なお、1994年に改正された地域保健法は、これらの母子保健を地域と一体となって行う地域活動事業として地域の市町村を中心に行うことになった。残念ながらこの法律の効果は老人保健法に影響され、必ずしも法の目的には応えていない。乳幼児の保健にさける保健師の質・量の低下である。

　大きな都市では健診後の相談センターがあり、簡単な療育指導も行われている。指導は臨床心理士を中心に行われている。セカンドオピニオンとして小児神経専門医の関与も重要である。

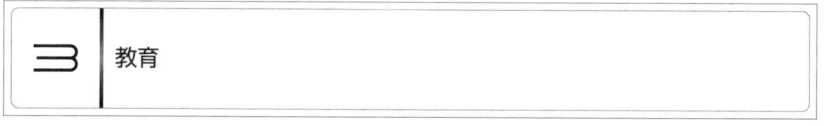

3 教育

　我が国の義務教育制度の歴史を振り返ってみたい。

　我が国の教育を基本的に規定しているのは教育基本法である。2007年に60年ぶりに改定された。それまでは1947年に作られた法律によって行われてきた。法律改定の遅れは、学校教育とくに義務教育制度での対応にいろいろな問題での解決を遅れさせてきた。たとえば、世界的に使用されていなかった精神薄弱(mental deficiency)という用語は1998年になってやっと改定され、知的障害、もしくは精神遅滞となった。

　教育基本法は全ての子どもたちが教育を受ける権利を保障している。この基本法に続く学校教育法により我が国の教育は、通常学校の他に特殊学校と特殊学級を設置してきた。特殊学校は養護学校として肢体不自由、精神薄弱(今日の知的障害)、病弱、盲、聾の5種類の学校である。しかし、改正前の教育基本法は就学免除を認めており、30年前までは全ての発達障害児が就学することはなかった。重度の遅れをもつ子どもや重度の視・聴覚障害の子どもたちは就学免除という措置により学校に就学することはなかった。

　1979年、文部省は就学免除の基準を変更し、発達障害児の義務教育を広げ障害児全てを就学(全員就学)の対象とした。これにより特殊教育の学校や学級での子どもたちの数は急増した。しかし、そこに用意されていた子どもた

ちの椅子の数は全出生数の1.3％ほどにとどまった。子どもたちの実数には
ほど遠い数であった。結果として、それまで就学を免除されていた子どもた
ちは養護学校に、養護学校の子どもたちは特殊学級に、特殊学級の子どもた
ちは通常学級に通学することになった。今日、生じている学級崩壊をはじめ
とする教育現場の混乱のスタートである。その後、文部科学省は自閉症児の
ために情緒障害児学級を作った。

　2004年、国連は障害者の人権宣言を行った。障害者のノーマライゼーショ
ン、参加と平等の権利である。これにより我が国の障害問題は大きく改定さ
れることになった。

　2006年に制定された発達障害者支援法により、文部科学省は2007年度よ
り特別支援教育制度を作り、学習障害、注意欠陥／多動性障害、自閉症など
へも教育支援の拡大を図った。特殊教育から特別支援教育への脱皮である。

コラム25　　　　　特別支援教育とは何か

　特別支援教育制度は新しい教育基本法のスタートとともに2007年度より始まった。40年ぶりの制度改革である。3つのポイントがある。

　第一は、障害をもっている子どもをみる視点の変更である。1990年の障害をもつアメリカ人法の理念によりスタートしたノーマライゼーション、すなわち、参加と平等の思想により障害を客体としてみる視点から主体としてみる視点への変更である。これはWHOが2001年に発表した障害の概念でもある。機能障害は心身機能という面から、能力障害は活動という面から、社会的不利益は参加という面からの視点へと変更になった。国連での障害者権利条約の採択(2006年)はこの面での行政の取り組みを確実なものとした。

　第二は、発達障害という疾患群に、それまでの精神遅滞、肢体不自由(脳性麻痺)、病弱、視聴覚障害に加えて、学習障害、注意欠陥／多動性障害、広汎性発達障害を追加したことである。なお、自閉症にも高機能自閉症という別枠を作った。

　第三は、従来の養護学校、特殊学級を特別支援学校・学級とし、影の学級であった通級学級(通常学級と特殊学級の中間に位置づけていた学級)を正式に位置づけ、さらに通常学級の中に特別な教育的支援体制をおいたことである。とくに最後の通常学級での教育的特別支援の考えは参加と平等という思想に応えた制度である。残念ながら、この制度の運営的、人的整備はまだ具体化していないが、障害をもつ子どもたちへの教育の考え方が大きく変わった点は高く評価される。

Special education から Education for special needs への改革である。

今、多くの自治体は就学相談センターを開設し、就学に問題をかかえる子どもたちのために相談に応じている。しかし、保護者の考えと相談センターの考えとの間にはしばしば格差があり、摩擦や混乱が生じている。

また、教育現場ではいじめや不登校などの問題に適切な対応ができず、ひきこもりが増加し、フリー・スクールなどに通う子どもたちが増加している。とくに中学校での不登校は急速に増加している。残念ながら国はフリー・スクール、すなわちホーム・スクーリングでの教育をまだ認めていない。

2007年に教育基本法が改定され、現在、学校教育法が国のレベルで検討されている。文部科学省は学習障害、注意欠陥／多動性障害、高機能自閉症(アスペルガー障害)などの子どもたちの頻度は約6％としている。各学校には特別支援のためにコーディネーターをおき教育の充実を図っている。しかし、予算は微々たるもので、教員数は不足し、対象となる子どもたちに見合った椅子は不足している。

今後は文部科学省や各地域の教育委員会がこの法律をどう現実にそって具体化させていくかが問われることになろう。

4 福祉

福祉は子どもの能力障害や家庭の経済事情に応じて対応が行われている。前者に対する考えは世界の流れとともに変化する。発達障害の概念の変化である。

1961年、アメリカ大統領に就任したJ. F. ケネディは発達に障害をもつ子どもたちのために行政がせねばならない責務を述べ、特別委員会を立ち上げ、発達障害児への幅広い対応を求めた。この委員会は、発達障害を脳性麻痺、精神遅滞、てんかん、自閉症、視聴覚障害、その他の同等のサービスを必要とする子どもたちとし、18歳までに生じるものとした。

1980年、WHOは障害の概念を発表し、障害は機能障害(impairments)、能力障害(disabilities)、社会的不利(handicaps)によって分類されるべきとした。WHOのICIDH(International Classification of Impairments, disabilities and handicaps)案である。その後、障害者の権利に関する世界の流れは大きく変わり、参加と平等がう

たわれるようになった[図表Ⅸ-1]。

　2000年、WHO は上記の分類を改定し、障害は心身機能(functioning)、活動(activity)、参加(participation)とした。障害を客体としてみる視点から主体としてみる視点に変えた。対等の立場からの視点である。ICF(International Classification of Functioning)とされる[図表Ⅸ-1]。

　我が国の子どもたちをめぐる福祉行政は、1922年に公布された児童福祉法、1967年の同法の改定による重症心身障害児施設のスタート、1970年の心身障害者対策基本法、1993年の同法の改定による障害者基本法などにより発達障害児・者への入所施設、通所施設、早期療育施設などの充実が行われてきた。この動きに沿って扶養手当、障害基礎年金など経済保障の手当ても広がった。

　しかし、我が国の経済状況の停滞、社会のグローバル化、少子・高齢化社会の出現は、障害者にも厳しい対応を求める事態になっている。これに対応して2007年にスタートした障害者自立支援法は必ずしもその目的に沿った対応にはまだなっていない。2008年にこの法は改定された。

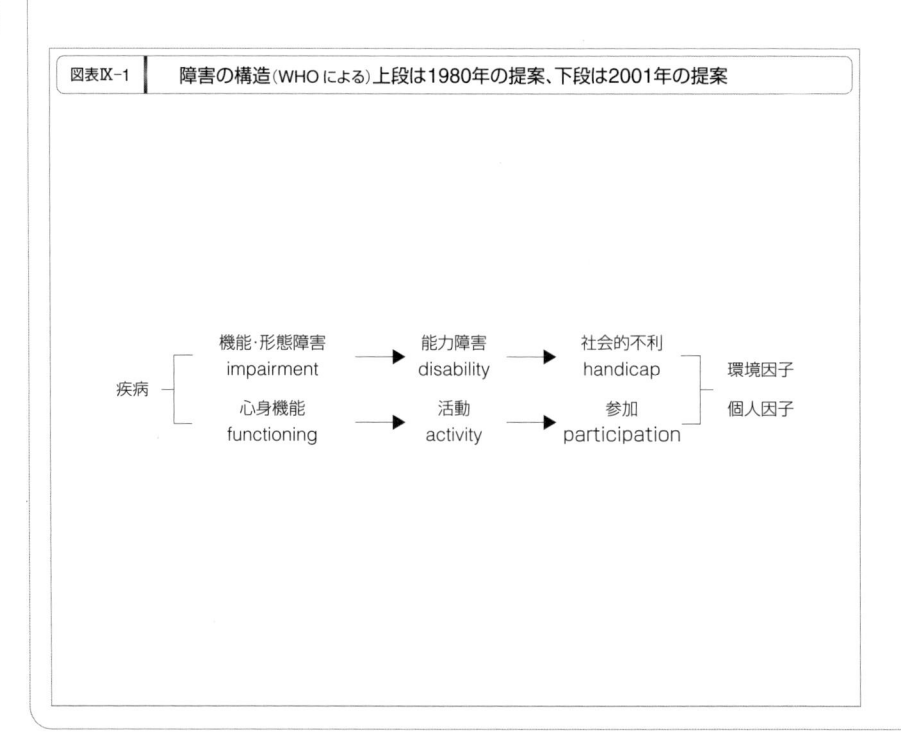

図表Ⅸ-1	障害の構造(WHO による) 上段は1980年の提案、下段は2001年の提案

疾病 → 機能・形態障害 impairment → 能力障害 disability → 社会的不利 handicap　環境因子

　　　　心身機能 functioning → 活動 activity → 参加 participation　個人因子

5　地域社会

　真の民主社会では社会は3つの機構（セクター）から構成されることが重要である。いわゆる第1セクター、第2セクター、第3セクターである。第1セクターは国や行政、第2セクターは大企業や大会社、大学など、そして、第3セクターは地域の民間活動である。いろいろな行政法人とよばれる組織はこの中で第1と第2の中間的セクターとなろう。

　戦後60年間、日本の社会機構は戦前の第1セクターのみによって運営された軍国主義の社会から、国民のすばらしい努力によって世界が驚く第2セクターの成長となった。しかし、社会はこの経済中心の発展に酔い、真の民主社会への発展に気づかなかった。このことは障害問題や福祉問題の解決で欧米社会に比べ明らかに対応の遅れとなった。

　この歴史の中で取り残されてきた第3セクターは近年やっとその活動が社会の目にふれるようになってきた。NPO（非営利活動法人）、ボランティア、子

コラム26　　ピアカウンセリング（peer counseling）

　ピアカウンセリングとは、同じ障害や問題に悩む人々が互いにその悩みを話しあい、助けあい、自立した生活の実現をサポートする手法である。ピアサポートともいう。地域のサポートでもある。

　生まれつきの病気や難病、がんなどで苦しんでいる人は、それぞれの病気も一律ではなく、解決への医療も同じ道のりではない。長い闘病生活の過程にはさまざまな問題も生じてくる。それらは医療だけで解決できるものではない。かといって福祉でも解決の難しい場合が少なくない。多くは現在や将来へのこころの不安だからである。その不安は家族の支えがあってもこころから満たされるとは限らない。同じ病に悩む人々同士で、同じ病気を介護している家族同士で、互いの悩みを話しあい、解決への足がかりを得たいと思う気持ちは自然な流れであろう。思いもかけない事故などで最愛の家族を失った寂しさをお互いに平等な立場から語りあい、きめこまかい癒しの援助を求めたいと思うこともあろう。ピアカウンセリングはこのようなこころの解決法として存在する。そこでは医師も、看護師も、福祉も、患者も対等の立場にたっている。

　難病の患者さんや発達障害児の保護者などで作られている○○の会や守る会の活動には、このピアカウンセリングがしばしば導入されている。

育てサークル、フリー・スクール、小規模授産施設などである。さまざまな活動でもって努力がなされているが、その力は欧米に比して非常に弱く、行政からの認知度も低い。今後、この成長には法的な規制からの解放が必要な条件となろう。社会の認知も必要である。

　子どもの健全な育ちには、子ども自身の育ちへの努力、親の努力、社会機構の援助、そして、地域社会の支援による環境の充実がともに必要である。地域住民の意識改革の重要性を行政や社会は理解し、積極的に応援していかねばならない。

おもな参考文献

全体の参考文献

01＿＿＿Illingworth, R. S.: The development of the infant and young child. VIth ed. Churchl Livingstone. Edinburgh, 1975.

02＿＿＿Connolly, K. and Prechtl, H. F. R.: Maturation and Development.−Biological and Psychological Perspectives−. Clinics in Developmental Medicine N. 77/78. SIMP, 1981.

03＿＿＿Johnson, M.: Brain Development and Cognition; A Reader, Blackwell, 1993.

04＿＿＿Colman, A. M., 藤永保, 仲真紀子監修：Dictionary of Psychology.／心理学事典．丸善，2005.

05＿＿＿Miall, L., Rudolf, M., Levene, M., 五十嵐隆監訳：Pediatrics at a Glance／一目でわかる小児科学．メディカル・サイエンス・インターナショナル，2004.

06＿＿＿Pinel, J., 佐藤敬他訳：Biopsychology.／バイオサイコロジー．西村書店，2005.

07＿＿＿Bloom, F. E., Nelson, C. A., Lazerson, A., 中村克樹，久保田競監訳：Brain, Mind, and Behavior／脳の探検（上・下）．講談社，2004.

08＿＿＿Eysenck, M. W. & Keane, M. T.: Cognitive Psychology. Psychology Press, 2005.

各章のおもな参考文献

第Ⅰ章〜第Ⅱ章

01＿＿＿Barker, R. A. & Barasi, S., 服部孝道監訳：Neuroscience at a Glance／一目でわかるニューロサイエンス．メディカル・サイエンス・インターナショナル，2001.

02＿＿＿Prichard, D. J. & Korf, B. R., 古関明彦監訳：Medical Genetics at a Glance／一目でわかる臨床遺伝学．メディカル・サイエンス・インターナショナル，2004.

03＿＿＿時実利彦：目でみる脳．東京大学出版会，1969.

04＿＿＿森山豊監修：新産科データブック．医学の世界社，1985.

05＿＿＿Armstrong, D. et al.: Pediatric Neuropathology. A Text-Atlas. Springer, 2007.

06＿＿＿Dubowitz, L. & V. Dubowitz: The neurological assessment of the preterm and full-term newborn infant. Clinics in Developmental Medicine No.79 SIMP, 1981.

07＿＿＿Oliverio, A. & Ferraris, A. O., 川元英明訳：Le Eta Della Mente／胎児の脳，老人の脳．創元社，2008.

第Ⅲ章〜第Ⅶ章

01＿＿＿Stern, D. N., 小比木啓吾他訳：The Interpersonal World of the Infant.／乳児の対人世界．岩崎学術出版，1985.

02＿＿＿Paine, R. S. and Oppe, T. E.: Neurological Examination of Children. Clinics in Developmental Medicine No.20/21, SIMP, 1966.

03＿＿＿竹下研三：反射からみた神経発達．小児医学7：353-371，医学書院，1974.

04＿＿＿Butterworth, G. and Harris, M., 村井潤一監訳：Principles of Developmental Psychology／発達心理学の基礎を学ぶ．ミネルヴァ書房，2001.

05＿＿＿園原太郎：子どもの心と発達．岩波新書，1991.

06＿＿妙木浩之：ウイニコットの世界．現代のエスプリ別冊，至文堂，2003．
07＿＿竹下研三：知能の発達とその異常．新医科学体系10（脳と行動），中山書店，pp. 151-173，1994．
08＿＿Goldberg, E., 沼尻由起子訳．The Excutive Brain.／脳を支配する前頭葉．講談社，2007．
09＿＿柴田義松：ヴィゴッキー入門．寺小屋新書，2006．
10＿＿Springer, S. P. & Deutsch, G., 福井圀彦，河内十郎監訳：Left Brain, Right Brain. 4th. ed.／左の脳と右の脳．医学書院，1997．
11＿＿Erikson, E. H., 小比木啓吾編：Identity.／自我同一性．誠信書房，1971．
12＿＿鈴木晶：フロイトからユングへ―無意識の世界―．NHK出版・文唱堂，2006．
13＿＿山中康裕：臨床ユング心理学入門．PHP新書，1996．
14＿＿長田久雄編：看護学生のための心理学．医学書院，2003．
15＿＿Wolf, M., 小松淳子訳：Proust and Squid／プルーストとイカ．インターシフト，2008．

第Ⅷ～Ⅸ章
01＿＿Thompson, R. J. and O'Quinn, A. N.: Developmental Disabilities. Oxford Univ. Press, 1979.
02＿＿Tager-Flusberg, H. ed.: Neurodevelopmental Disorders. The MIT Press, 1999.
03＿＿竹下研三：発達障害の概念と歴史；有馬正高監修：発達障害の基礎．日本文化社，pp.1-10，1999．
04＿＿細川徹編：発達障害の子どもたち．中央法規出版，2003．
05＿＿影山任佐：心の病と精神医学．ナツメ社，2002．
06＿＿金吉晴編：心的トラウマの理解とケア．じほう，2001．
07＿＿上島国利監修：児童期精神障害．精神科臨床ニューアプローチ(7)，メジカルビュー社，2005．
08＿＿日本精神薄弱者福祉連盟編：発達障害白書　戦後50年史．日本文化社，1997．
09＿＿APA編，髙橋三郎他訳：DSM-IV-TR　精神疾患の分類と診断の手引き，医学書院，2003．

事項索引

欧文

ADHD ……………………………161
CT ………………………………87
DNA ……………………………10
EQ ………………………………120
FISH法 …………………………147
fMRI ……………………………88
ICF ………………………………176
ICIDH ……………………………175
K·ABC …………………………112
LD ………………………………164
MEG ……………………………88
MRI ………………………………88
NIRS ……………………………89
PET ………………………………88
QOL ………………………………141
RDS ………………………………42
SFD ………………………………40
SPECT……………………………88
SRY ………………………………130
WISC-Ⅲ …………………………109

あ

愛着的絆 …………………………55
ITPA言語学習能力テスト ………112
アスペルガー障害 ………………157
アセチルコリン …………………19,79
アプガー・スコア ………………39
アポトーシス ……………………70
アルゴリスティック ……………113
アルゴリズム ……………………100
アルツハイマー型認知症 ………138
アンジェルマン症候群 …………147
ES細胞 ……………………………33
意志 ………………………………125
意識 ………………………………78
意識混濁 …………………………79
イデオサバン ……………………156
遺伝相談専門医 …………………172

意欲 ………………………………125
因子分析論 ………………………98
インプリンティング ……………71
ウェルニッケ領野 ………………96
うつ病 ……………………………132
うぶ声 ……………………………38
エス ………………………………120
S-M社会生活能力テスト ………112
エストロゲン ……………………118
エピジェネティクス ……………32
エモーション ……………………83
遠城寺式分析的発達検査表 ……67
横断的標準身長・体重曲線 ……54
音素 ………………………………115

か

外傷後ストレス障害 ……………85
化学伝達物質 ……………………19
核黄疸 ……………………………43
拡散的 ……………………………113
学習 ………………………………113
学習障害 …………………………164
覚醒 ………………………………79
家系図 ……………………………18
仮死 ………………………………38
画像検査 …………………………87
可塑性 ……………………………70
カマラ(野生児) …………………56
空の巣症候群 ……………………137
感覚 ………………………………74
感覚運動的段階 …………………103
感覚運動的発達 …………………77
感受期 ……………………………33
感性 ………………………………139
間脳 ………………………………22
記憶 ………………………………80
奇形症候群 ………………………146
気質 ………………………………106
嗅覚 ………………………………30
吸啜反射 …………………………45

旧皮質	22	樹状突起	25	
均衡化	104	樹状突起棘	72	
具体的操作	102	出生体重	40	
具体的操作段階	103	受容体	26	
グッドイナフ人物画知能テスト	112	順序性	53	
グリア細胞	26	障害の構造	176	
クレチン症	43	障害の受容	143	
形式的操作	102	生涯発達論	136	
形式的操作段階	103	情動	83	
結晶性知能	99,137	情動指数	120	
ゲノム	10	小脳	23	
ゲノム・インプリンティング	147	自律神経系	24	
減数分裂	12	人格	106,119	
行為障害	169	人格障害	108	
後成的遺伝	33	神経回路網	69	
広汎性発達障害	157	神経成長因子	72	
呼吸窮迫症候群	42	神経伝導速度	73	
こころ	142	新生児	39	
個性化	124	新生児期	35	
コミュニケーション障害	165	シンボル遊び	63	
コルサコフ症候群	36	髄鞘	25	
		髄鞘化	73	
さ		睡眠	43,114	
サーカディアン・リズム	52	ストレッサー	85	
最近接領域	104	スピリチュアル	140	
在胎期間	35	SRY 遺伝子	130	
細胞内小器官	11	刷り込み	71	
細胞膜	11	性格	107	
左右脳	119	脆弱 X 症候群	149	
作業記憶	81	精神遅滞	155	
自我	120	成長	8	
視覚	27	性同一性障害	131	
自我同一性	122	脊髄	23	
軸索	25	責任感	127	
自己愛	124	セロトニン	79,162	
思考	125	染色体	12	
自己実現化	107	染色体異常症	146	
視床下部	20	選択的注意	80	
事象関連電位	92	前頭葉	141	
しつけ	64	前操作的思考	77	
実行機能	141	前操作的段階	103	
シナプス	25	創造性	126	
自閉性障害	157	粗大運動	57	
社会能	107	外側膝状核（体）	27	
習慣	113	尊厳死	140	
収束的	113			

た

ダーウィニズム	101
ターミナル・ケア	143
胎芽	32
胎教	37
体細胞分裂	12
胎児	34
胎児アルコール症候群	36
体質	106
体性感覚	29
大泉門	41
大脳	21
大脳辺縁系	22
タウタンパク	138
ダウン症候群	146
たばこ	36
短期記憶	80
知覚	74
知性	139
知能	98
知能指数	100
知能テスト	108
注意	79
注意欠陥／多動性障害	161
聴覚	29
長期記憶	81
長期増強	83
超自我	120
聴性誘発電位	92
陳述記憶	81
低出生体重児	39
ディスレキシア	164
テクニカル・エイド	152
テストステロン	118
手続き記憶	81
テロメア	135, 137
てんかん	153
点頭てんかん	155
同時性	68
道徳性	127
トーチ症候群	37
特異的言語発達障害	165
特別支援教育	174
時計遺伝子	14
突然変異	16

な

ドーパミン	79, 87
内言	63, 90
内分泌器官	19
喃語	61
ニート	168
2語文	62
二次性徴	118
ニッチ	8
乳児死亡率	52
ニューロン	25
認知	74, 100
猫なき症候群	146
脳幹	23
脳幹網様体賦活系	23, 78
脳死	23
脳室周囲白質軟化	42
脳性麻痺	150
脳脊髄液	26
脳波	92
脳梁	22
ノルエピネフリン	19, 79, 162
ノンレム睡眠	44

は

把握反射	45
パーソナリティ	106
配偶子	14
胚性幹細胞	33
発達	8
発達指数	66
発達性協調運動障害	153
パラシュート反応	61
反抗挑戦性障害	169
ピアカウンセリング	177
ピーターパン症候群	168
引き起こしテスト	59
ひきこもり	132, 167
被虐待児	166
非対称性緊張性頸反射	47
ビタミンK	51
ヒューリスティック	113
フェニールケトン尿症	43
不当軽小軽量児	40
不登校	167

プラダー・ウイリー症候群 …………………147	レム睡眠 ……………………………………44
ブローカー領野 ………………………………96	レンノックス症候群 ……………………155
プロゲステロン ………………………………118	老化 …………………………………………137
フロスティッグ視知覚発達テスト …………112	老人斑 ………………………………………138
平衡感覚 ………………………………………29	ロールシャッハ・テスト …………………110
平衡反応 ………………………………………61	
ベンダー・ゲシュタルト・テスト …………111	**わ**
ベントン視覚記銘テスト ……………………112	ワーキング・メモリー ……………………81
忘却 ……………………………………………81	
方向性 …………………………………………53	
ほどよい母親 …………………………………57	
母乳 ……………………………………………51	
哺乳反射 ………………………………………45	
ホメオスタシス ………………………………18	

ま

マイクロアレイ染色体検査法 ………………147
マターナル・デプライベーション …………167
末梢神経 ………………………………………24
ミエリン ………………………………………25
味覚 ……………………………………………30
未熟児網膜症 …………………………………42
ミトコンドリア ………………………………11
ミネソタ多面人格目録 ………………………110
メタ認知 ………………………………………82
メラトニン ……………………………………79
網膜 ……………………………………………27
燃え尽き症候群 ………………………………136
模倣語 …………………………………………61
モラトリアム …………………………………122
モロー反射 ……………………………………45

や

優性遺伝病 ……………………………………15
猶予の期間 ……………………………………122
陽性支持反射 …………………………………60

ら

ランドー反射 …………………………………59
理性 ……………………………………………139
リタリン ………………………………………162
離乳食 …………………………………………50
リハビリテーション …………………………152
流動性知能 …………………………………99,137
臨界期 ………………………………………55,71
劣性遺伝病 ……………………………………15

人名索引

アイゼンク：Eysenck, H. J. ……………107,110
アスペルガー：Asperger, H. ………………157
アプガー：Apgar, V. …………………………38
アリストテレス：Aristotles ………………113
アンドレ・トーマ：Andre-Thomas …………57
アンブロース：Ambrose, J. …………………89
イタール：Itard, J. M. G. ……………………56
ヴィゴツキー：Vygotsky, L. S. …………63,104
ウィニコット：Winnicott, D. W. ………55,121
ウイング：Wing, L. …………………………158
ウェクスラー：Wechsler, D. ……………100,108
ヴェルトハイマー：Wertheimer, M. ………113
ウェルナー：Werner, H ………………………8
ウォディントン：Waddington, C. H. ………33
ヴント：Wundt, W. M. ………………………125
エアーズ：Ayres, J. ……………………………57
エデルマン：Edelmann, G. M. ……………101
エビングハウス：Ebbinghaus, H. ……………81
エリクソン：Erikson, E. H. ………117,122,136
オーニッツ：Ornitz, E. M. …………………158
カナー：Kanner, L. …………………………157
キケロ：Cicero, M. T. ………………………93
キャッテル：Cattell, R. S. ……………79,99,110
キャノン：Cannon, W. B. ……………………85
キューブラー・ロス：Kübler-Ross,E. ……140
ギルフォード：Guilford, J. P. ……………110,126
グッドイナフ：Goodenough, F. L. …………112
クリック：Crick, F. H. C. ……………………10
クレッチマー：Kretschmer, E. ……………107
ゲシュビント：Geschwind, N. ………………91
ゲゼル：Gesell, A. L. …………………………49
ゴールドバーグ：Goldberg, E. ……………141
コールバーグ：Kohlberg, L. ………………128
コールマン：Colman, A. M. ………………120
ゴールマン：Goleman, D. …………………120
コフート：Kohut, H. ……………………124,168
サイモン：Simon, H. A. ……………………126
ジェームズ：James, W. …………………79,85
ジェンセン：Jensen, A. R. …………………100
シモン：Simon, T. …………………………93,99

ジャクソン：Jackson, J. H. …………………137
シュテルン：Stern, W. ……………………93,100
ショプラー：Schopler, E. …………………161
スキナー：Skinner, B. F. ……………………62
スピアマン：Spearman, C. E. ………………99
スピッツ：Spitz, R. A. ………………………84
セリエ：Selye, H. ……………………………85
ソーンダイク：Thorndike, E. ………………98
ダーウィン：Darwin, C. ……………………65
ターマン：Terman, L. M. ……………………98
ダン：Dunn, E. ……………………………128
チェス：Chess, S. ……………………………107
チョムスキー：Chomsky, A. N. ……………62
デュボヴィッツ：Dubowitz, L. ……………47
トーマス：Thomas, A. ……………………107
ドーマン：Doman, D. ………………………59
ナイサー：Neisser, U. ………………………76
ハインロート：Heinroth, O. …………………71
バード：Bard, P. ……………………………85
バッドリー：Baddeley, A. …………………82
パペッツ：Papez, J. W. ……………………85
バルテス：Baltes, P. B. ……………………139
ハルトマン：Hartomann, H. ………………121
バロン・コーエン：Baron-Cohen, S. ……158
ハンスフィールド：Hounsfield, G. N. ……89
ピアジェ：Piaget, J. ………………34,62,76,103
ビネー：Binet, A. ………………………65,93,99
ピネル：Pinel, P. ……………………………56
ブラゼルトン：Brazelton, T. B. ……………57
プラトン：Platon ……………………………119
ブリッジェス：Bridges, K. M. ………………83
ブルーナー：Bruner, J. S. ……………………62
プルチック：Plutchik, R. ……………………83
プレヒテル：Prechtl, H. ……………………57
フロイト：Freud, S. ………………55,117,120
ブロードマン：Broadmann, K. ………………21
フロスティッグ：Frostig, M. ………………112
ヘッブ：Hebb, D. O. …………………………83
ベルガー：Berger, H. ………………………92
バノン：Vernon, P. E. ………………………99

ベンダー：Bender, L.	111
ベントン：Benton, A. L.	112
ペンローズ：Penrose, L. S.	155
ボウルビー：Bowlby, J.	55,84
ホール（スタンレー・ホール）：Hall, G. S.	117
ボールドウィン：Baldwin, D. J.	94
ボバース：Bobath, K. & Bobath, B.	57
ホブソン：Hobson, J. A.	158
マーラー：Mahler, M. S.	57
マグーン：Magoun, H. W.	78
マグヌス：Magnus, R.	57
マンスフィールド：Mansfield, P.	89
メンデル：Mendel, G. J.	15
モロー：Moro, E.	45
ヤコブレフ：Yakovlev, P. I.	75
ヤスパース：Jaspers, K.	99
ユング：Jung, C. G.	117,124,133
ラウテルブール：Lauterbur, P. C.	89
ラター：Rutter, M.	158
ランゲ：Lange, C.	85
ランドー：Landau, W. M.	59
ルエダ：Rueda, M. R.	79
ルソー：Rousseau, J. J.	49,65
ルリア：Luria, A. R.	68
レビンソン：Levinson, D. J.	136
レントゲン：Röntgen, W. C.	87
ローディエル：Rodier, P. M.	161
ロールシャッハ：Rorschach, H.	110
ローレンツ：Lorenz, K.	65,71
ロジャース：Rogers, C.	107
ロック：Locke, J.	65
ワトソン：Watson, J. B.	83
ワトソン：Watson, J. D.	10

著者紹介

竹下研三（たけした・けんぞう）
鳥取大学名誉教授
NPO法人子ども相談センター代表
1961年、九州大学医学部卒業。インターンの後、同大学小児科に入局。78年、鳥取大学医学部にうつり助教授、教授、医学部長を経て、2001年に退官。2002年よりNPO法人子ども相談センターを設立し代表を務める。
主な著書に『ことばでつまずく子どもたち』（中央法規出版）、『心を育てる』（西日本新聞社）、『医学一般』（ふくろう出版）など多数。

人間発達学――ヒトはどう育つのか

2009年2月20日	初版発行
2012年6月20日	第2版発行
2021年12月1日	第2版第4刷発行

著者	竹下研三
発行者	荘村明彦
発行所	中央法規出版株式会社 〒110-0016　東京都台東区台東3-29-1　中央法規ビル 営　　業　‖ TEL 03-3834-5817 ｜ FAX 03-3837-8037 取次・書店担当 ‖ TEL 03-3834-5815 ｜ FAX 03-3837-8035 https://www.chuohoki.co.jp/
カバー＋本文デザイン	粕谷浩義
イラストレーション	イオジン
印刷・製本	西濃印刷株式会社

ISBN 978-4-8058-3096-3

定価はカバーに表示してあります。落丁本・乱丁本はお取替えいたします。
本書のコピー、スキャン、デジタル化等の無断複製は、著作権法上での例外を除き禁じられています。また、本書を代行業者等の第三者に依頼してコピー、スキャン、デジタル化することは、たとえ個人や家庭内での利用であっても著作権法違反です。
本書の内容に関するご質問については、下記URLから「お問い合わせフォーム」にご入力いただきますようお願いいたします。
https://www.chuohoki.co.jp/contact/